aktiv und gesund

Dr. med. Johannes Weiß

Sauna
Dampfbad & Co

Wellness für Körper und Geist

Trautwein Ratgeber-Edition

Bisher sind in dieser Reihe erschienen:

- Laufen – Power Schritt für Schritt
- Trennkost – Bewusst ernähren, besser leben
- Kalorien, Nährstoffe, Vitamine – Bewusst essen und genießen
- Heilfasten – Mehr Energie für Körper und Seele
- Fatburner – Genussvoll in Form
- Bauch, Beine, Po – Bodystyling mit Erfolg
- Yoga – Mehr Entspannung, Energie und Lebensfreude
- Ayurveda – Natürlich zu mehr Wohlbefinden

2004 Trautwein Ratgeber-Edition

Chefredaktion: Evelyn Boos
Redaktion: Sabine Hoogen, Gesa Scheziat
Titelabbildung: Bildagentur Mauritius/Widmann
Umschlaggestaltung: Axel Ganguin
Typografischer Entwurf: Carsten Abelbeck
Produktion: Wolfram Friedrich
ISBN 3-8174-5578-X
5255781

Mehr Infos im Internet unter www.compactverlag.de

Inhaltsverzeichnis

Vorwort

Die Sauna, das Dampfbad und ihre Verwandten liegen voll im Trend. Immer mehr Menschen kommen auf den Geschmack und verschaffen sich durch angenehmes Schwitzen Entspannung, körperliche Erholung und Abhärtung. Unter den gängigen Formen des Schwitzbades nimmt die finnische Sauna eine führende Stellung ein, denn insbesondere das Saunabaden kann bei vielen Erkrankungen und Befindlichkeitsstörungen wahre Wunder wirken. Nicht umsonst wird die Sauna heute in vielen Reha-Einrichtungen als sanftes Naturheilmittel zur Therapieunterstützung eingesetzt.

Auch die Psyche kommt voll auf ihre Kosten. Ausgeglichenheit, Entspannung und ein rundum gutes Gefühl sind der schweißtreibenden Prozedur Lohn.

Dieser Ratgeber hilft Ihnen mit Tipps und Informationen rund um das Schwitzbad, die bestmöglichen Ergebnisse für Ihr Wohlbefinden zu erzielen. Im ersten Teil „Die Welt der Sauna entdecken" werden die wichtigsten Varianten des Schwitzbades vorgestellt. Sie erfahren unter anderem, wie sich die Saunakultur in langer Tradition entwickelt hat, wie man in fremden Kulturen schwitzt und welche Weiterentwicklungen der Sauna es gibt. Im anschließenden Praxisteil „So kommen Sie richtig ins Schwitzen" finden Saunaeinsteiger alle für ein entspanntes, gesundes Saunabaden wichtigen Informationen, beispielsweise wie man die Schwitzkabine am besten für sich nutzt, und was es zu beachten gibt, um häufige Fehler zu vermeiden. Darüber hinaus können hier aber auch „alte Saunahasen" noch etwas lernen, etwa darüber, welche Vorgänge im Körper während des Schwitzens ablaufen und wie die Sauna bei bestimmten Erkrankungen wirkt. Das dritte große Kapitel „Saunabaden – genießen mit Haut und Haar" enthält schließlich zahlreiche Tipps und Rezepte zur Schönheitspflege, die Ihr persönliches Saunaprogramm optimal abrunden.

Viel Spaß beim Schwitzen und gute Erholung wünscht Ihnen

Dr. med. Johannes Weiß

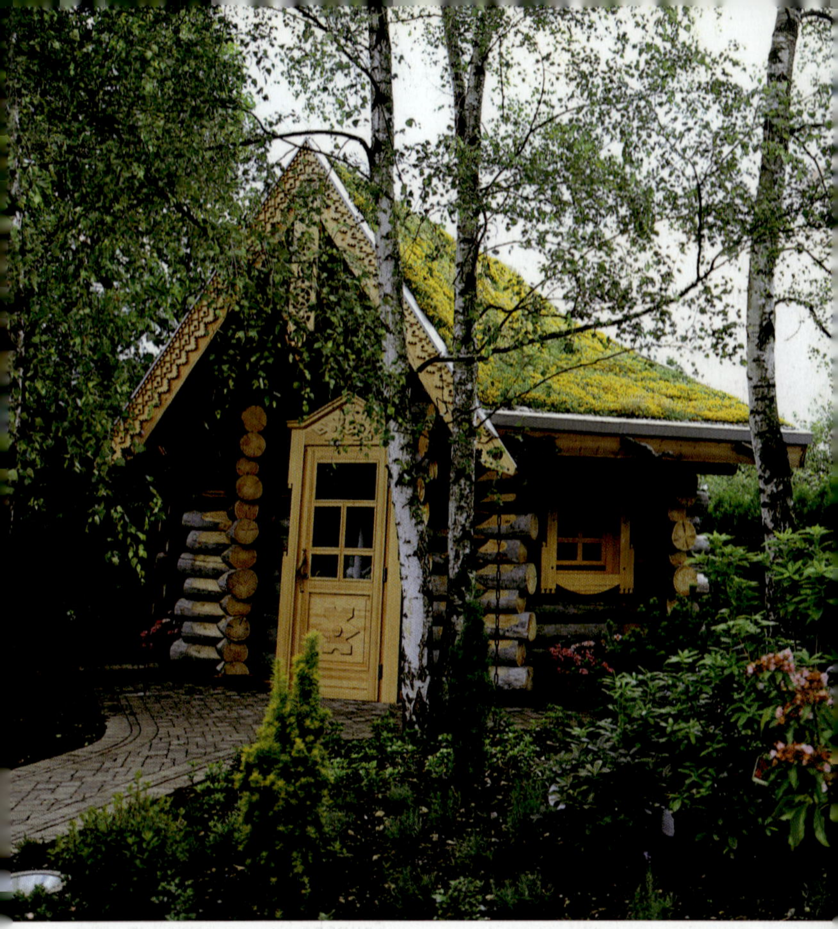

Die Welt der Sauna entdecken

Die Welt der Sauna entdecken

Wellness – ein moderner Freizeittrend

In den letzten Jahren ist ein regelrechter Wellness-Boom zu verzeichnen. In einer hektischen Zeit wie der heutigen ist das eigentlich kein Wunder, denn die meisten Menschen suchen nach einem Ausgleich – nach Ruhe, Entspannung und Harmonie, eben einem Gegenpol zum Alltagsstress. Dabei soll aber auch der Körper wieder auf Touren kommen und sich verlorene Energien zurückholen. Vielleicht war der Fitnesstrend manch einem zu unsanft, denn viele suchten nach schonenderen Methoden, um sich auf Trab zu bringen.

Fitness auf die sanfte Tour

Die Wellness-Bewegung ist da genau das Richtige, und schon das Wort verrät, um was es geht. Eigentlich sind es ja zwei Wörter, nämlich „Well-Being" (Wohlergehen) und „Fitness" (Gesundheit, gute Form), die da zusammengesetzt werden. In Zeiten, in denen sich das Körperbewusstsein geändert hat, fühlen sich viele Menschen mehr für ihre Gesundheit verantwortlich und wollen aktiv etwas dafür tun. Ein bewusst gestalteter Lebensstil, ein ganzheitliches Gesundheitsverständnis und die Suche nach Harmonie mit sich selbst und mit der Umwelt können hier Wunder wirken – eben Wellness.

Wellness liegt voll im Trend

Auch die Tourismusbranche hat den Wellness-Trend erkannt und aufgegriffen. So gibt es kaum noch ein Hotel, das nicht über einen eigenen Wellnessbereich für seine Gäste verfügt. Aus dem früheren Hotelschwimmbad sind mittlerweile moderne Oasen der Erholung und Entspannung geworden. Pools mit unterschiedlichen Wassertemperaturen, mit Süß- oder Meerwasser, drinnen oder im Freien, sogar beheizte Außenbecken im Winter und Whirlpools gehören heutzutage einfach dazu. Darüber hinaus gibt es meist auch noch Solarien sowie Angebote für Massage und Kosmetik.

Die Sauna ist die Nummer eins

Das Herzstück all dieser Wohlfühltempel ist und bleibt aber nach wie vor die Sauna. Wärme, gedämpftes Licht und viel naturbelassenes Holz schaffen eine Atmosphäre des Wohlfühlens und der Entspannung. Auch hier hat sich in den letzten Jahren einiges getan. Es sind regelrechte Saunalandschaften entstanden, die über Saunen mit verschiedenen Temperaturen, herkömmliche Dampfbäder, Blütendampfbäder, orientalische Hamams und vieles mehr verfügen. Natürlich gibt es das alles auch außerhalb der Hotels, denn die öffentlichen Saunaanlagen sind diesem Trend ebenfalls gefolgt.

Schon seit vielen Jahrtausenden schätzen Menschen die wohltuende und entspannende Wirkung von Wärme und Dampf, die aus den Urelementen Feuer und Wasser entstehen. In früheren Zeiten, als sauberes Wasser knapp und kostbar war (kostbar sollte es auch heute noch sein, doch ist durch die moderne Technik sauberes Wasser leichter verfügbar geworden), war Dampf eine hervorragende Möglichkeit, sich mit geringen Mengen Wasser zu reinigen. Auch war es wesentlich einfacher, Luft zu erhitzen und mit wenig Wasser Dampf zu erzeugen, als große Mengen Wasser zu erwärmen.

Saunakult für die Gesundheit

Die Finnen entwickelten geradezu einen Saunakult, der sich allmählich auch in andere Länder ausbreitete. Bei ihnen ist die Sauna aus dem alltäglichen Leben einfach nicht mehr wegzudenken. Das Wort „Sauna“, das sich nur schwer übersetzen lässt, ging aus dem Finnischen unverändert in unsere Sprache über.

Heute ist Sauna „in“: Beispielsweise gehen rund 26 Millionen Deutsche mehr oder weniger regelmäßig ins Schwitzbad, um sich dort zu entspannen, Körper und Geist zu erholen und sich vor allem abzuhärten. Dass regelmäßige Saunagänger nur sehr selten einen Schnupfen bekommen, weiß heutzutage fast schon jeder. Anhänger des Schwitzbades wissen, dass sie dabei ihrem Körper viel Gutes tun, denn das Saunabad wirkt sich verschiedenartig auf die Gesundheit aus: Es entschlackt, steigert die Durchblutung und die Selbstheilungskräfte, regeneriert belastete Muskeln, trainiert die Venen, reguliert den Blutdruck und macht die Atemwege frei. Auch die Haut freut sich, denn sie wird porentief gereinigt, so richtig gut durchblutet (was sie schön rosig macht), feucht gehalten und wunderbar zart. Besonders Menschen mit sehr trockener Haut, die oft spannt, wissen das zu schätzen und lieben das angenehme Gefühl nach der Sauna. Abgesehen davon dass man sich nach dem Schwitzbad einfach rundum wohl fühlt.

Was kann es für aktive und vitale Menschen also Schöneres geben, als nach den Strapazen des Alltages den eigenen Körper wieder einmal so richtig zu verwöhnen, sich Zeit zu nehmen zu entspannen und zu entkrampfen, neue Kräfte zu sammeln, wieder zu sich zu finden und in Einklang mit der Natur und sich selbst zu kommen? Wellness ist eine hervorragende Möglichkeit, dies sanft und schonend zu erreichen. Das Herzstück dieses Programms ist und bleibt die Sauna, die den Menschen schon seit Jahrtausenden Entspannung und Wohlgefühl schenkt. Und daran wird sich so schnell sicherlich auch nichts ändern.

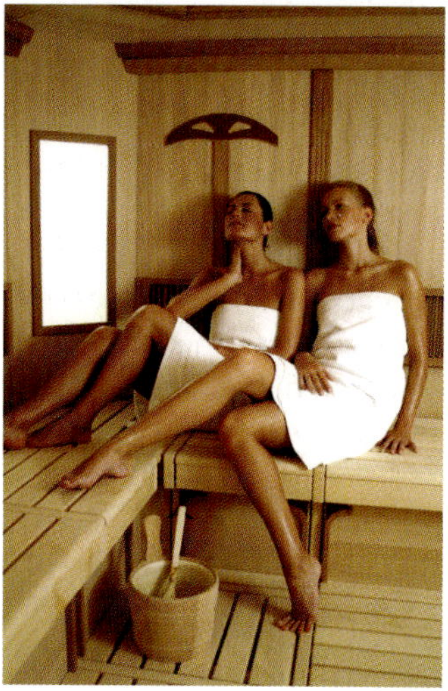

Wie alles begann – eine kurze Geschichte der Badekultur

Ursprung in der Steinzeit

Die Badekultur begann sich schon zu Urzeiten allmählich zu entwickeln. Schwitzbäder, sowohl mit trockener als auch mit feuchter Hitze, können Historiker bis in die Steinzeit zurückverfolgen. Damals dienten Höhlen oder Erdgruben dazu, die mit

Ästen und Laub abgedeckt wurden. Die Steinzeitmenschen brachten mithilfe von Feuer Steine zum Glühen und heizten damit ihre Schwitzbäder. Diese Methode verbreitete sich über die ganze nördliche Erdhalbkugel, von Asien, wo sie wahrscheinlich ihren Ursprung hatte, bis nach Amerika. Auch bei den nordamerikanischen Indianerstämmen findet man sie wieder. Hier diente das Schwitzbad, das in Hütten und Zelten stattfand, ebenso medizinischen Zwecken, denn auf die Steine wurden Kräutermixturen gegossen, die verschiedene Krankheiten heilen sollten.

Baden kommt von backen

Da diese Urbäder mit glühenden Steinen geheizt wurden, verwundert es nicht, dass das heutige deutsche Wort „baden" von „backen" kommt, was so viel wie erwärmen bedeutet. Diese Art des Badens war für die früheren Völker eine effektive und vor allem wirtschaftliche Methode, um sich zu reinigen. Energie war damals kostbar, und es ist einfacher und energiesparender, Luft zu erhitzen als eine große Menge Wasser. An Orten, an denen es keine heißen Quellen gab, war dies die beste Möglichkeit, sich mit warmem Wasser zu säubern. Zudem war Wasser in einigen Gegenden knapp.

Die finnische Sauna

Schwitzen im Norden

Wohl kaum ein Land der Erde bringen die meisten Menschen so selbstverständlich mit der Sauna in Verbindung wie Finnland. Kein Wunder, denn für die Finnen gehört die Schwitzstube einfach zum täglichen Leben dazu, und von hier nahm der Saunaboom auch seinen Ausgang. Zwischen 80 und 90 Prozent der Finnen gehen regelmäßig in die Sauna und bei 5,2 Millionen Einwohnern gibt es dort immerhin rund anderthalb Millionen Privatsaunen. Im harten und rauen nordischen Klima mit langen, kalten Wintern ist dies für viele Menschen eine willkommene Gelegenheit, etwas Wärme zu tanken, ganz zu schweigen von der abhärtenden Wirkung des Schwitzbades, die diese strengen Winter gesund zu überstehen hilft.

Langsame Fortschritte

Als vor etwa 2000 Jahren die ersten Finnen aus der Mongolei kamen und ihr heutiges Gebiet besiedelten, brachten sie auch die Saunen dorthin mit. Die waren freilich damals noch recht spartanisch und bestanden, ähnlich wie bei den Steinzeitmenschen, aus Erdlöchern, die sie mit Ästen, Laub und Moos abdichteten und mit glühenden Steinen beheizten. Mit der Zeit wurde die Sauna komfortabler. Der Urtyp der heutigen Sauna ist die Rauchsauna, eine Blockhütte mit einem Ofen zum Heizen. Der hatte allerdings keinen Abzug, sodass man die Schwitzstube, war sie denn aufgeheizt, erst einmal von Rauch und Ruß befreien musste, die durch die Türe und eine kleine Luke abziehen konnten. Anschließend stand dem Bad nichts mehr im Wege. Nicht selten kam es jedoch vor, dass eine solche Sauna abbrannte. Eine Weiterentwicklung stellte die Schornsteinsauna dar, bei der der Rauch durch einen Kamin abziehen konnte, wodurch die Brandgefahr deutlich gemindert wurde. Mitte des 20. Jahrhunderts ermöglichten dann elektrische Öfen, die Sauna auch in geschlossenen Räumen, beispielsweise in Wohnhäusern, einzubauen.

Multifunktionssauna

Die Finnen haben eine besondere Beziehung zu „ihrer" Sauna, die in vergangenen Zeiten geradezu ein Lebensmittelpunkt war. Auch arme Familien hatten in der Regel ihre eigene Sauna. Diese wurde jedoch häufig nicht nur als Schwitzstube genutzt, sondern auch als Wohnraum und Lagerstätte oder um das Getreide zu trocknen. Sie war sozusagen ein Universalraum. Kein Wunder, dass noch im letzten Jahrhundert viele Finnen in der Sauna zur Welt kamen. Auf fortschrittlichen Höfen baute man zwar häufig getrennte Räume, doch begonnen wurde meist mit dem Bau der Badestube.

Treffpunkt Sauna

Früher badeten die Menschen in Finnland teilweise mehrmals am Tag in der Sauna. Alle Bewohner eines Hauses oder Hofes nahmen daran teil, vom Ältesten bis zum Jüngsten und auch Säuglinge waren keine Seltenheit. Meist gingen die Männer zuerst in die Schwitzstube, dann kamen die

Frauen dran. Das hatte aber höchstens hierarchische Gründe, denn eine strenge Geschlechtertrennung gab es nicht. In den öffentlichen Volksbadestuben war das ebenfalls so, denn die Sauna galt als heiliger Ort, an dem man auch nicht streiten oder fluchen durfte. Die Sittlichkeit war also zu keinem Zeitpunkt in Gefahr.

Waschmaschine

Wichtigste Aufgabe des Saunabades war es damals, sich sowohl von Schmutz als auch von Krankheiten zu reinigen. „Wenn Sauna, Schnaps und Teer einen nicht heilen, so führt die Krankheit zum Tode", besagt ein finnisches Sprichwort. Auch beim Säubern half sie. Der Schweiß floss in Strömen, dazu noch ein paar Schläge mit dem Badequast und der Schmutz war gelöst. Dem Ungeziefer rückte der heiße Dampf ebenfalls zu Leibe, und manch einer hängte deshalb auch sein schmutziges Hemd in der Sauna auf. Daneben fanden die Menschen aber ebenso Erfrischung und Vergnügen im Schwitzbad, das ihre Lebensgeister wieder erneuerte und ihnen Kraft gab.

Harte Kerle

Schon sehr früh staunten Mitteleuropäer über die Schwitzgewohnheiten der Finnen und deren offensichtlich abhärtende Wirkung. Der Italiener Giuseppe Acerbis, der Ende des 18. Jahrhunderts Finnland bereiste, berichtet verblüfft darüber: Manchmal kehrte im Winter ein in Pelze gehüllter und frierender Mitteleuropäer auf einem finnländischen Gehöft ein. Sogleich sprangen die hilfsbereiten Knechte eilig splitternackt und dampfend aus der Sauna herbei, schirrten das Pferd ab, versorgten es in aller Ruhe mit Heu, spannten wenn nötig auch noch an, um dann wieder in ihrer Sauna zu verschwinden.

Römisches Bad

Bademonumente

Schon die alten Römer hatten eine ausgeprägte Badekultur, die sie wiederum von den Griechen übernommen hatten. Aus den griechischen „Gymnasien" entwickelten sie die römischen „Thermen". Noch heute kann man die Überreste dieser gewaltigen Anlagen bestaunen, unter anderem auch

in Deutschland die Kaiserthermen in Trier.
Die Thermen dienten vor allem dazu, den Körper nach einem anstrengenden Arbeitstag zu regenerieren. Es waren riesige Prachtbauten, die teilweise über 1000 Besucher fassten. Die Böden waren mit prächtigen Mosaiken verziert und die Wände mit farbigem Marmor verkleidet. In den Mauern gab es große verglaste Fensteröffnungen, die Tageslicht hereinließen und sogar im Winter ein Sonnenbad gestatteten. Gab es keine Quellen vor Ort, wurde das Wasser mithilfe monumentaler Aquädukte von weit her geholt. Die Thermen hatten ein ausgeklügeltes Heizsystem mit raffinierter Technik. Heißluftzüge, die unter dem Fußboden durchgeleitet wurden, und Tonröhren, die in den Wänden liefen, heizten den ganzen Gebäudekomplex zentral auf.

Antikes Erlebnisbad

Hier gab es verschiedene Räume mit unterschiedlichen Temperaturen, Becken mit warmem und kaltem Wasser und Ruheräume. Außerdem konnte man sich massieren lassen, es waren Gymnastik- und Spielplätze vorhanden und auch eine Bibliothek fehlte meist nicht. In manchen Thermen gab es sogar ein Theater und Restaurants. Wie man sieht, war das alles von den heutigen modernen Erlebnisbädern nicht allzu weit entfernt. Diese Einrichtungen waren öffentlich, und freie Bürger (damals natürlich nur die männlichen) konnten sie gegen ein kleines Entgeld besuchen. Unter Kaiser Agrippa war der Eintritt sogar frei. Der Unterhalt dieser Bäder wurde in der Regel mit öffentlichen Mitteln bestritten.

Arabisches Bad

Baden im Luxus

Auch im islamischen Kulturkreis spielt das Bad eine bedeutsame Rolle, und Wasser hatte dort schon sehr lange einen wichtigen Stellenwert. Wohlhabende Familien hatten kunstvoll verzierte private Bäder, wo man sich traf, und die man auch gerne Gästen zur Verfügung stellte. In den Schatten gestellt wurde das allerdings von den luxuriösen Bädern der Sultane und ihrer Spitzenbeamten, die neben der Entspannung auch der Repräsentation dienten. Hier gab der Sultan Audienzen und empfing hohe Würdenträger, hier wurden politische Entscheidungen getroffen. Natürlich erforderte das einen hohen Personalaufwand.

Der öffentliche Hamam

Die öffentliche Form des arabischen Bades waren die Hamams, die ähnlich den antiken Thermen mit Mosaiken und Marmor geschmückt waren, alles jedoch in wesentlich kleinerem Ausmaß. Sie bestanden aus einem überkuppeltem Hauptraum, an den sich kreuzförmig die anderen Einrichtungen anschlossen, eine Abfolge verschieden temperierter Räume. Der Hamam war nicht wie die römischen Thermen lichtdurchflutet, sondern lag im Halbdunkel und war somit ein idealer Ort der Ruhe. Schwimmbecken und Außenanlagen gab es hier nicht, stattdessen luden warme Steinflächen zum Sitzen ein. Wichtig war der große Ruheraum, den man zu Beginn und am Ende des Bades aufsuchte.

Das Haus der Hitze

Mittelpunkt des Hamams war „beit-al-harar“, das Haus der Hitze. Hier stand das einzige Becken der Anlage, das in den Boden eingelassen war. In ihm wurde Wasser erhitzt und so Wasserdampf erzeugt. Oft gab es zwei solcher Dampfbäder mit unterschiedlichen Temperaturen. Im arabischen Bad herrschte zwar eine strikte Trennung der Geschlechter, die Frauen durften aber auch baden. Für sie war dies der einzige Ort, der ihnen erlaubte, außerhalb des Hauses zusammenzukommen.

Rituelles Bad

Der Hamam war ein Ort der Ruhe und der Kontemplation. Das Bad diente nicht nur der Säuberung, sondern war auch aus rituellen Gründen vorgeschrieben, denn die Gläubigen mussten körperlich und seelisch gereinigt zum Gebet erscheinen. Das durfte nur mit fließendem Wasser geschehen, weswegen Schwimmbäder wie in den römischen Thermen überflüssig waren. Auch heute nehmen Muslime vor jedem Gebet eine rituelle Waschung vor. Das Badehaus galt vielen als ideale Ergänzung der Moschee, kein Wunder also, dass es oft Teil eines Moscheenkomplexes war.

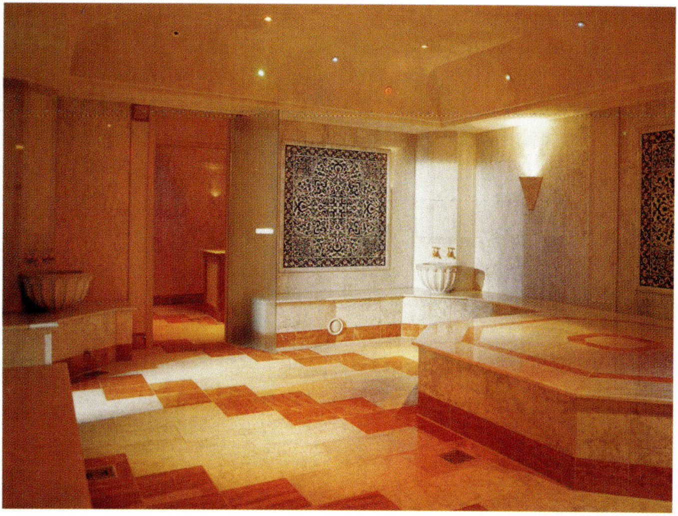

Man konnte dort den ganzen Tag verbringen, die Stille genießen, sich entspannen und Freunde treffen. Bedienstete lockerten einem die Glieder, seiften ein oder massierten müde Muskeln.

Asiatisches Bad

Wiege des Schwitzbades

Asien soll das Ursprungsgebiet der Badekultur sein, die sich von hier ausbreitete. Die frühen asiatischen Bäder erinnern an die finnische Sauna, denn sie bestanden meist aus einer Blockhütte mit einer Feuerstelle und glühenden Steinen. Auch Kübel mit Wasser und Laubbündel, ähnlich den finnischen Quasten, standen bereit. Baden hatte in Asien viel mit mythischen Anschauungen und Totenkult zu tun, Flüsse und Quellen wurden von den Menschen verehrt. Zur Abkühlung nach dem heißen Bad dienten im Winter Schnee und im Sommer die nahe gelegenen Gewässer. Im Bad trafen sich Menschen, die im Leben ähnliche Aufgaben hatten; jeder musste jeden bedienen, sodass hier keine hierarchischen Strukturen aufkamen. Die

Bäder waren allen Bevölkerungsschichten zugänglich.

Japanisches Bad

Aus diesen asiatischen Bädern entwickelte sich als Sonderform das japanische Bad. Auch bei den Japanern hatte Wasser eine wichtige Bedeutung, was sich an den kunstvoll angelegten japanischen Gärten mit ihren vielen kleinen Bächen und Teichen gut erkennen lässt. Im Land selbst gibt es darüber hinaus viele Heißwasserquellen.

Das japanische Bad dient weniger der Reinigung, sondern hat vielmehr eine soziale Funktion. In der Familie spielt das Bad eine sehr große Rolle, und häufig nehmen alle Familienmitglieder daran teil.

Russische Banja

Dampfbad mit Tradition

Das Prinzip des russischen Dampfbades, hier Banja genannt, ist wieder das gleiche wie bei der finnischen Sauna: In einem Badehaus aus Holz brachte man auf einem Ofen Steine zum Glühen. Allerdings wurde in der Banja ständig Wasser darauf gegeben und somit Dampf erzeugt. Dadurch herrschte hier eine große Luftfeuchtigkeit. Die Temperaturen bewegten sich zwischen 40 und 55 °C, doch vertrug nicht jedermann die feuchten Dämpfe. Auch Bündel mit Birkenreisern, die man auf die Haut schlug, gab es hier, ähnlich wie in Finnland. Banjas waren sowohl für Normalbürger als auch für Adlige zugängig, jedoch streng voneinander getrennt.

Mittelalterliche Badestube

Im deutschsprachigen Raum war die Badestube im Mittelalter gesellschaftlicher Treffpunkt. Hier kamen Geistliche, Bürger, junge Männer und Jungfrauen zusammen, aber auch Dirnen gingen mit ihren Kunden dorthin. Baden war damals allerdings nicht gerade üblich. Der Klerus jedoch hatte eine ausgeprägte Badekultur und verfügte über Anlagen, die auch mit Dampfkammern ausgestattet waren. Ebenso hatten viele Adlige luxuriöse Bäder mit gemauerten Becken.

Lustiges Leben

Eingeführt wurden die Badestuben wahrscheinlich durch die

Kreuzzüge, denn die Kreuzfahrer brachten orientalische Badegewohnheiten nach Mitteleuropa mit und machten sie hierzulande bekannt. Beim Baden ging es im Mittelalter recht lustig zu. Man aß und trank dabei, und oft wurde von Musikanten aufgespielt. Die stiegen dann meist gleich mit in den Bottich und machten dort ihre Musik. Die Badestube war auch der Ort, wo die Männer politische Diskussionen führten, die älteren jedenfalls. Die jüngeren hingegen nutzten die Gelegenheit zur Brautschau, denn Männer und Frauen saßen gemeinsam im Wasser.
In jeder öffentlichen Badestube arbeiteten so genannte Bader, die für das Wohl der Gäste verantwortlich waren. Darüber hinaus kümmerten sie sich um deren gesundheitliches Wohlbefinden, denn sie führten auch kleinere chirurgische Eingriffe und Aderlässe durch.

Marode Moral

Nacktsein und seinen Körper im Beisein anderer zu reinigen, war damals nichts Unstatthaftes. Im Rahmen von Reformation und Gegenreformation änderten sich die Vorstellungen darüber allerdings, sodass dies nun moralisch nicht mehr vertretbar war. Die Badekultur verkam mit der Zeit, und die Badestuben verschwanden allmählich von der Bildfläche. Dazu beigetragen hat sicherlich auch, dass in den Badehäusern die Sitten nach und nach allzu locker geworden waren und Geschlechtskrankheiten wie Syphilis von hier ihren Ausgang nahmen. Die Geistlichkeit sah sich schließlich gezwungen, dem losen Treiben Einhalt zu gebieten.

Sauna heute

Es ist nicht übertrieben, wenn man in der heutigen Zeit von einem förmlichen Saunaboom spricht. Trotz andersartiger Badevorlieben in den verschiedenen Kulturen hat sich letztendlich die finnische Sauna in der führenden Position behaupten können.

Der Deutsche Sauna-Bund e.V.

1949 wurde der Deutsche Sauna-Bund e.V. gegründet, der sich zum Ziel gesetzt hat,das Saunabaden populär zu machen. Er unterstützt auch die wissenschaftliche Forschung auf diesem Gebiet, gibt Fachzeitschriften heraus und berät bei allen Fragen rund um die Sauna. Darüber hinaus bildet er Fachpersonal aus und weiter. Mitglieder sind neben Saunafreunden auch öffentliche Saunaanlagen, Hotels und Saunahersteller. Die Mitgliedsbetriebe des Deutschen Sauna-Bundes dürfen als Gütesiegel ein ovales Symbol führen, das zwei stilisierte Saunabadende zeigt. Dafür müssen sie allerdings bestimmte Qualitätskriterien erfüllen, etwa einwandfreie hygienische Verhältnisse, sachkundige Beratung der Gäste und entsprechend geschultes Personal. So weiß der Badegast stets, was er erwarten kann.

Die Auswahl ist groß

Das Angebot an Saunen ist groß: Neben rund 5000 gewerblichen Saunabädern gibt es etwa noch einmal so viele in Hotels, knapp 6000 in Fitnessstudios und Sporteinrichtungen sowie annähernd 350 in den großen Erlebnisbädern. Unverkennbar ist der Trend zur Heimsauna. So gönnen sich beispielsweise rund 1,1 Millionen Deutsche diesen kleinen Luxus. Die Vorteile liegen auf der Hand: Man kann in die Sauna gehen, wann immer man will und Lust dazu hat, muss keine langen Wege zurücklegen, es gibt keine Warteschlangen an der Kasse, Überfüllung ist ausgeschlossen, Freunde können stets am Vergnügen teilnehmen, und wenn man einmal ein paar Pfund zu viel auf den Rippen hat, sieht einen deswegen keiner schief an.

Ganz oben in der Beliebtheitsskala stehen auch Saunalandschaften, die den Freunden des Schwitzbades allerhand Abwechslung bieten. So ist dort angefangen von der klassischen Sauna über verschiedene Dampfbäder bis hin zum orientalischen Hamam oder Rhassoul, der Heublumensauna und vielem mehr alles vorhanden, was die Herzen der Saunafreunde höher schlagen lässt.

Die Sauna entwickelt sich weiter

Die Entwicklung auf dem Saunamarkt ist nicht stehen geblieben. Gab es früher nur die klassische finnische Sauna, so tauchen heute immer wieder neue Trends auf, und der Fantasie sind anscheinend keine Grenzen gesetzt. Teilweise haben diese Neuentwicklungen einen deutlich esoterischen Charakter.

Infrarot-Sauna

An und für sich keine richtige Sauna im eigentlichen Sinne ist die Infrarot-Sauna, die korrekterweise Infrarot-Wärmekabine heißt, denn der Zusatz „Sauna" wurde mittlerweile untersagt. Infrarotlampen erzeugen hier eine Wärmestrahlung, die tief ins Gewebe eindringt. Das Prinzip ist dabei das gleiche wie die Wärmelampe beim Arzt oder Physiotherapeuten, die damit versuchen, hartnäckige Muskelverspannungen wieder zu lockern. Besonders hierfür scheint die Infrarot-Wärmekabine gut geeignet zu sein. Außerdem soll man dabei recht viele Kalorien verbrauchen und auch reichlich Giftstoffe ausscheiden. Die Temperaturen, die in der Infrarotkabine erreicht werden, sind mit 45 bis 55 °C deutlich niedriger als in einer richtigen Sauna. Ein Nachteil ist, dass nicht alle Körperpartien gleichmäßig erwärmt werden können.

Helarium

Das Helarium setzt zusätzlich zum Schwitzbad verschiedene Farbreize ein. Niederdrucklampen mit einem speziellen Gasgemisch erzeugen Farbeffekte, die besondere Wirkungen auf Körper und Geist haben sollen. Dabei kommt es allerdings auch darauf an, in der jeweils passenden Stimmung zu sein, damit das Helarium keine gegenteiligen oder unerwünschten Reaktionen hervorruft. Jeder Farbe sollen sich dabei bestimmte Einflüsse zuordnen lassen: Rot wirkt innerlich belebend, anregend und stimulierend, vor allem auf Haut und Drüsen. Gelb fördert Fantasie und Intellekt und steigert die geistige Leistungsfähigkeit. Es schafft einen warmen, behaglichen Eindruck und wirkt sich positiv auf die Verdauung aus. Grün ist die Farbe, die auf den Körper beruhigend wirkt. Sie steht außerdem für Befriedigung und Hoffnung und soll bei Schlafstörungen helfen. Blaues Licht beeinflusst die Herzkranzgefäße positiv und senkt den Blutdruck. Es hemmt Entzündungen und beruhigt das vegetative Nervensystem. Weißes Licht hingegen

Das Helarium und seine Farben

Rot:	Wirkt belebend und anregend, stimuliert Haut und Drüsen
Gelb:	Steigert die geistige Leistungsfähigkeit, fördert die Verdauung
Grün:	Wirkt beruhigend und hilft bei Schlafstörungen
Blau:	Senkt den Blutdruck, hemmt Entzündungen
Weiß:	Hebt die Stimmung

hebt die Laune und soll sich positiv auf depressive Verstimmungen auswirken.

Kristallsauna

Eine ähnliche Funktion wie das Helarium hat die Kristallsauna, bei der sich über dem Saunaofen ein Kristall befindet. Dies kann ein Bergkristall, ein Quarzkristall oder ein Edelstein sein. Er soll den Effekt der Sauna noch zusätzlich verstärken, indem er wohltuend auf Körper und Geist wirkt, etwa das Nervensystem beruhigt, störende Energien abbaut oder Kraft, Vitalität, Ruhe und Harmonie fördert.

Kräuterbad

Beim Kräuterbad kommen verschiedene Kräuteressenzen in den Aufguss, die je nach Zusammensetzung unterschiedliche Wirkungen entfalten und so die Gesundheit positiv beeinflussen oder aber auch Beschwerden lindern sollen.

Sauerstoffsauna

Auch die Sauerstoffsauna soll den Effekt des Schwitzbades intensivieren. Die Badegäste inhalieren hier reinen Sauerstoff, während sie saunieren. Da in der Sauna der Sauerstoffverbrauch des Körpers höher als normal ist, versucht man so, eventuelle Defizite auszugleichen. Dieser Art des Saunabades wird nachgesagt, dass sie Energiereserven steigert, die geistige Leistungsfähigkeit erhöht, den Stoffwechsel verbessert, die Zellerneuerung fördert und darüber hinaus noch entschlackt.

Sanarium®

Gleich mehrere Badeformen vereint das Sanarium®, welches früher auch als Biosauna bezeichnet wurde. Diesen Namen musste es aber, ähnlich wie die Infrarot-Sauna abgeben. Die Firma Klafs in Schwäbisch Hall entwickelte diese neue Technik und besitzt auch das Patent darauf. Im Sanarium® kann man per Knopfdruck zwischen vier verschiedenen Bademöglichkeiten wählen, nämlich dem Tropenbad, dem Soft-Dampfbad und dem Aroma- oder Warmluftbad. Die Temperaturen liegen hierbei zwischen 46 und 60 °C, die Luftfeuchtigkeit beträgt zwischen 40 und 55 Prozent. Diese Art des Badens soll besonders kreislaufschonend sein. Das Ganze lässt sich darüber hinaus auch noch mit einer herkömmlichen Sauna kombinieren, sodass man letztendlich zwischen insgesamt fünf unterschiedlichen Möglichkeiten wählen kann.

Die Sauna und ihre Verwandten

Die modernen Wellnesstempel bieten dem Gast mittlerweile eine Vielzahl unterschiedlicher Schwitzbäder. Genau darin liegt auch ihr Reiz, denn es lassen sich nach Lust und Laune die verschiedenen Möglichkeiten kombinieren oder jeweils für sich genießen. Je nachdem, ob Sie Anregung oder Entspannung suchen, Sie werden stets das Passende finden. Manchmal darf es aber durchaus auch etwas Exotisches sein. Für den Neuling mag die Vielfalt ein wenig verwirrend wirken, doch lassen sich alle Bädertypen grundsätzlich auf zwei Prinzipien zurückführen, nämlich auf feuchte und trockene Hitze.

Finnische Sauna

Wüstenklima

Der Klassiker unter den Schwitzbädern. Die Sauna verwendet trockene Hitze, wobei die Temperaturen in der Regel zwischen 85 und 100 °C liegen, bei einer Luftfeuchtigkeit von fünf bis maximal zehn Prozent. Wegen der hohen Temperaturen und der niedrigen Luftfeuchtigkeit wird das Klima in der Sauna auch gerne mit dem Wüstenklima verglichen. Damit ist die Sauna kein Dampfbad, auch wenn sie in Deutschland früher häufig so bezeichnet wurde, was teilweise zu Verwirrungen führte.

Sauna kommt von Rauch

Das Wort Sauna bezeichnet sowohl die Schwitzkabine als auch die gesamte Anlage. Es wurde aus dem Finnischen übernommen und geht auf das Wort „savu" zurück, was so viel wie „Rauch" bedeutet. Denn in grauer Vorzeit lebten die finnländischen Bauern in Erdwohnungen, die sich nur durch den aufsteigenden Rauch verrieten, weshalb sie auch als „savu" bezeichnet wurden. Dies erinnert gleichzeitig auch an die Ursaunen, die ebenfalls aus Erdlöchern bestanden.

Gemütliches Holz

Die heutige Saunakabine ist mit hellem, naturbelassenem Holz ausgekleidet, da dieses sich im Gegensatz zu anderen Materialien bei den sehr hohen Hitzegraden nicht übermäßig aufheizt. Auf Steinen etwa würde man sich leicht ernsthafte Verbrennungen zuziehen. Man sitzt oder liegt auf Holzbänken, die in drei verschiedenen Höhen angebracht sind, sodass sich drei unterschiedliche Temperaturbereiche ergeben, die von unten nach oben heißer werden. Wichtig ist, ein ausreichend großes Handtuch unterzulegen, damit kein Schweiß auf das Holz tropft.

Der Ofen heizt ordentlich ein

Herzstück der Sauna ist der Ofen, der früher mit Holz beheizt wurde; mittlerweile geschieht dies in der Regel mit elektrischem Strom. Auf dem Ofen liegen Steine, die vor allem für den Aufguss wichtig sind. Hierbei wird Wasser, dem Duftstoffe oder Kräuteressenzen beigesetzt sein können, über die Steine gegossen, wobei sich durch den Dampf für kurze Zeit die Luftfeuchtigkeit erhöht und sich dadurch noch einmal ein kräftiger Hitzeschub ergibt.

So saunieren Sie

Vor einem Saunagang reinigt man sich zunächst gründlich unter der Dusche. Dies hat nicht nur hygienische Gründe, sondern wärmt gleichzeitig den Körper auf und bereitet ihn auf das Saunabad vor. Anschließend geht es dann für 10 bis 15 Minuten in die Schwitzkabine, ganz nach Gefühl und Laune. Die Finnen klopfen sich zum Schluss mit einem Birkenbündel, was die Durchblutung noch einmal zusätzlich steigert. Danach kühlt man sich ab und schließt eine 20 bis 30-minütige Ruhephase an. Solch ein Badegang lässt sich insgesamt zwei bis dreimal wiederholen. Häufigere Gänge haben keinen zusätzlichen positiven Effekt.

Gesunde Sauna

Die Auswirkungen der Sauna auf den gesamten Körper sind vielfältig und inzwischen wissenschaftlich recht gut erforscht. Viele Kur- und Rehakliniken setzen deshalb das gesunde Schwitzbad mittlerweile als Naturheilverfahren zur Behandlung verschiedener Leiden ein. Im Vordergrund stehen dabei die Wirkungen auf den Kreislauf, denn der Pulsschlag wird schneller während gleichzeitig der Blutdruck sinkt. Auch die Gefäße werden trainiert, wofür vor allem der Wechsel zwischen heiß und kalt verantwortlich ist. Daneben stärkt das Saunabad das Immunsystem, entschlackt und ist gut für die Haut. Abgesehen davon fühlt man sich nach der Sauna einfach gut, denn sie löst Anspannungen, und Seele, Geist und Körper können sich wieder einmal so richtig gut erholen.

Auf einen Blick: Die Wirkungen der Sauna

- Abhärtung
- Steigerung der Abwehrkräfte
- Gefäßtraining
- Blutdruckregulierung
- Entschlackung
- Muskelregeneration
- Hautverjüngung

Dampfbad

Tropischer Regenwald

Im Gegensatz zur trockenen Saunaluft beträgt die Luftfeuchtigkeit im Dampfbad nahezu 100 Prozent. Ein Kessel erzeugt übersättigten Wasserdampf, der durch Röhren in den Baderaum eingeleitet wird. Die Temperaturen liegen hier mit etwa 50 bis 55 °C entsprechend niedriger. Das hat seinen guten Grund, denn bei größerer Hitze würde der Wasserdampf zu Hautverbrühungen führen. So, wie ie Sauna gerne mit der Wüste verglichen wird, entspricht das

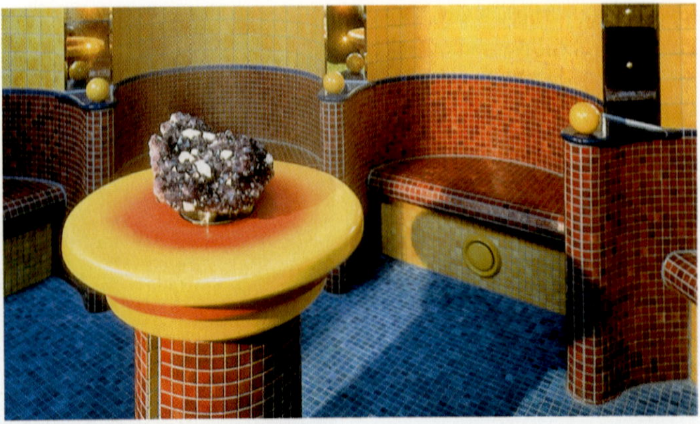

Dampfbad mit seiner feuchten, warmen Luft am ehesten dem Klima der tropischen Regenwälder. Wegen der hohen Luftfeuchtigkeit ist der Baderaum nicht mit Holz, sondern mit Steinen ausgekleidet, auf denen es sich bei den relativ niedrigen Temperaturen gut aushalten lässt.

Der Badegang

Ähnlich wie in der Sauna dauert ein Badegang 10 bis 15 Minuten. Gründliche Körperreinigung zuvor unter der Dusche, Abkühlung und eine Ruhephase von etwa einer halben Stunde müssen auch hier sein. Das Gefühl, beim Dampfbad mehr zu schwitzen als in der Sauna, ist ein Trugschluss, denn genau das Gegenteil ist der Fall. Da die Luft mit Wasserdampf gesättigt ist und keine weitere Feuchtigkeit mehr aufnehmen kann, vermag der Körper nicht richtig zu schwitzen. Der vermeintliche Schweiß ist in Wirklichkeit zu einem Großteil Wasserdampf, der auf der relativ kühlen Körperoberfläche kondensiert. Gleiches lässt sich auch an den Kacheln beobachten, an denen die Feuchtigkeit in kleinen Rinnsalen herunterläuft.

Größere Kreislaufbelastung

Aus diesem Grund ist das Dampfbad für den Kreislauf belastender als die Sauna. Beide Bäder lassen sich jedoch hervorragend kombinieren, wenn man dabei beachtet, zuerst ins Dampfbad und anschließend in die Sauna zu gehen. Bei der umgekehrten Reihenfolge könnte es zu Kreislaufproblemen kommen.

Dampf macht müde

Besonders für die Atemwege ist das Dampfbad sehr wohltuend, aber auch bei rheumatischen Beschwerden wirkt es angenehm. Darüber hinaus regt es den Kreislauf an und löst Muskelverspannungen. Die Kombination aus Wärme und Feuchtigkeit reinigt und pflegt die Haut und macht sie besonders weich und geschmeidig. Vor allem Menschen mit trockener Haut wissen dies zu schätzen. Die entspannende Wirkung ist größer als die der Sauna, und da diese Form des Bades gleichzeitig auch müde macht, wirkt sie ganz hervorragend gegen Stress und Schlafstörungen.

Auf einen Blick: So wirkt das Dampfbad

- Reinigt die Atemwege und macht sie frei
- Hilft bei rheumatischen Beschwerden
- Regt den Kreislauf an
- Pflegt die Haut
- Entspannt
- Hilft bei Schlafstörungen

Sauna und Dampfbad – die Unterschiede:

Sauna	Dampfbad
Heiße, trockene Luft	Warme, feuchte Luft
Temperatur 80 – 100 °C	Temperatur 50 – 55 °C
Luftfeuchtigkeit 5 – 10%	Luftfeuchtigkeit bis zu 100%
Trockenes „Wüstenklima“	Tropisches „Regenwaldklima“
Heizofen	Dampfkessel
Wände und Bänke aus Holz	Wände und Sitzflächen gefliest Stärkere Kreislaufbelastung Bessere Durchfeuchtung der Haut

Dem Dampf lassen sich auch ausgezeichnet Duftstoffe zusetzen; etwa Menthol, um die Atemwege freizumachen. Ein herrliches Gefühl, dabei wieder einmal richtig durchatmen zu können. In manchen Saunaanlagen gibt es auch Blütendampfbäder, die Essenzen aus Blüten verwenden. Diese können aber gelegentlich einen leicht stechenden Geruch haben und sind daher nicht jedermanns Sache.

Orientalischer Hamam

Das orientalische Badehaus hat eine lange Tradition und ist im arabischen Raum immer noch ein beliebter Treffpunkt, wo man nicht nur badet, sondern auch gesellig beisammen ist und plaudert. Im Orient geht es hier mitunter lebhaft zu, ganz im Gegensatz zur ruhigen und meditativen Atmosphäre in den orientalischen Schwitzbädern der Wellnessoasen. Strenge Hygienevorschriften und Reinigungsrituale gehören zum Islam, und so ist der Hamam tief in der muslimischen Kultur verwurzelt. Ziel des Badehauses ist es, körperlich und geistig zu reinigen; man soll den Alltag vergessen und sich entspannen.

Zwei Bereiche

Auch in deutschen Saunalandschaften gibt es mittlerweile Hamams. Sie gliedern sich grob in zwei Bereiche, nämlich den Schwitz- und Reinigungsbereich sowie den Ruhebereich. Für jeden von ihnen sollte man sich ein bis anderthalb Stunden Zeit nehmen, sodass für einen kompletten Badegang rund drei Stunden einzuplanen sind.

Orientalisches Märchen

Bunte Mosaike, Kräuterdüfte, gedämpftes Licht, Dachkuppeln mit bunten Fenstersteinen, leise plätschernde Brunnen und orientalische Musik schaffen eine Atmosphäre wie in 1001 Nacht. Auf das Badeerlebnis stimmt man sich zunächst im Ruheraum ein, nachdem man sich entkleidet und in ein Tuch gewickelt hat, denn in das Hamam geht man nicht nackt.

Aufwärmen

Der erste Raum ist der Soguglug. Bei Temperaturen um 40 °C strahlen Wände, Decken und Böden eine angenehme Wärme aus. In jedem Raum stehen Becken mit warmem Wasser, mit dem man sich begießen kann.

Nach etwa zehn Minuten geht es weiter ins Kaynak, ein Warmbad, das die Muskeln lockert. Herzstück des Hamam ist Hararet, das Haus der Wärme. Hohe Luftfeuchtigkeit und Temperaturen um 45 °C lassen den Schweiß ordentlich laufen, machen die Haut rein und weich, und bereiten so für den eigentlichen Höhepunkt vor.

Orientalische Massage

Im Ovmalik, dem Massageraum, ruft dann der Hamam-Meister, Tellak genannt, zur Massage auf den Nabelstein aus Granit oder Marmor. Zunächst rubbelt er mit einem rauen Handschuh Schuppen und Unreinheiten ab, sodass die Haut porentief rein wird. Dabei geht er aber nicht unbedingt zärtlich mit einem um. Anschließend seift er den Badenden mit einem Wolltuch ein und massiert ihn. Zum Schluss erfolgt noch ein Guss mit eiskaltem Wasser, der die Lebensgeister wieder weckt. Anschließend begibt man sich in den Ruheraum, wo man sich bei einem Glas türkischem Tee entspannt. Danach werden Sie sich mit Sicherheit wie neugeboren fühlen.

Rhassoul (Rasulbad)

Ein ganz besonderes Vergnügen, das Sie sich unbedingt einmal gönnen sollten, wenn Sie die Gelegenheit dazu haben, ist das orientalische Schlammbad Rhassoul, das schon Kleopatra schätzte. Zunächst erfolgt wieder eine gründliche Reinigungsdusche. Im Rhassoul-Raum können die Badenden sich dann mit reichlich Heilschlamm einreiben, wobei für verschiedene Körperpartien unterschiedliche Schlämme bereitstehen. So gibt es hellbraunen, feinen Schlamm für das Gesicht, dunkelbraunen, groben für Po, Rücken und Beine sowie mittelbraunen, leicht groben fürs Dekolleté. Diese Pflegeschlämme werden dick auf den ganzen Körper aufgetragen.

Schlammpackung im Kräuterdampf

Das Bad beginnt bei etwa 38 °C und trockener Luft und steigert sich im Verlauf auf ungefähr 50 °C und annähernd 80 Prozent Luftfeuchtigkeit. Der Schlamm wird so wieder feucht und prickelt leicht; er soll in die Haut eingerieben werden. Währenddessen ziehen Kräuterdüfte durch die Luft, die von Kräutern herrühren, die am Ofenrost bedampft werden. Man sitzt also im Prinzip mit einer Schlammpackung im Kräuterdampfbad, was etwa 30 Minuten dauern soll.

Ganzkörperpeeling

Zum Abschluss erfolgt ein warmer Regen, der den Schlamm wieder abspült. Nach einer gründlichen Reinigung wird der Körper mit duftenden Ölen eingerieben. Der Effekt ist ein Ganzkörperpeeling, das die Hornschicht und abgestorbene Zellen entfernt; die Haut wird dadurch wunderbar weich und zart. Darüber hinaus löst das Schlammbad Schadstoffe und Schlacken, die Kräuterdämpfe befreien die Atemwege. Es überwärmt den Körper leicht und entspannt dadurch, ohne jedoch den Kreislauf übermäßig zu belasten.

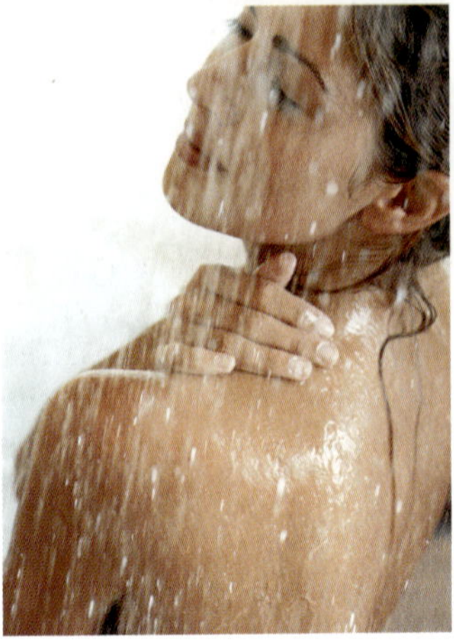

Heubad und Heublumensauna

Hierbei handelt es sich um alte, ländliche Badeformen. Für das Heublumenbad wird frisches Heu gewässert, damit es weicher wird, und anschließend auf einer Liege ausgebreitet. Auf dieses Bett legt man sich nackt und wird dann mit Heu und warmen Decken eingehüllt. Bei Temperaturen um 40 °C verweilt man eine knappe halbe Stunde. Durch die Wärme werden aus dem Heu, in dem ebenso Heilpflanzen wie Ehrenpreis, Enzian oder Erika enthalten sind, ätherische Öle freigesetzt. Sie wirken auf den Körper ein, der zusätzlich mild und kreislaufschonend überwärmt wird. Das Heublumenbad entschlackt, entspannt und stärkt das Immunsystem.

Ähnlich wirkt die Heublumensauna. Hier sitzt man für eine bis anderthalb Stunden in einer Wanne inmitten von Heu und Wiesenblumen wie Quecke, Schafgarbe, Enzian oder Kamille. Das Heu fermentiert und erwärmt sich dabei so stark, dass man meinen könnte, in einer Schwitzkabine zu sein. Dabei setzt es dann auch seine Wirkstoffe frei, die über die Haut in den Körper eindringen können. Die Heublumensauna entspannt Körper und Geist und soll besonders bei rheumatischen Beschwerden helfen. Sie ist dabei besonders kreislaufschonend; also eine sanfte Methode der Naturheilkunde, und das ganz ohne Nebenwirkungen.

Japanische und indianische Bäder

Ein Erlebnis ist sicherlich auch die Sweat Lodge, das rituelle Schwitzbad der nordamerikanischen Navajo-Indianer, das immerhin schon eine mehr als 4000-jährige Tradition hat. Zelte werden mit Decken, Erde, Moos und Gras abgedichtet. In eine Vertiefung in der Mitte der Schwitzhütte kommen glühende Steine und werden mit Wasser begossen, sodass große Mengen heißer Dampf entstehen. Heilkräuteraufgüsse sollen gegen verschiedene Krankheiten helfen.

Wenn Sie es lieber entspannender wollen, ist vielleicht das Japanische Bad Ofuro etwas für Sie. In einer Anlage aus Zedernholz und Natursteinen badet man in 50 °C heißem Thermalwasser. Hinterher wird man in Decken gehüllt und schwitzt. Eine anschließende Massage und Tee sorgen für Entspannung.

Probieren Sie Neues!

Sicherlich sind das längst nicht alle Trends und Variationen des Schwitzbades, denn die Fantasie kennt hier anscheinend keine Grenzen. Immer wieder Neues wird in den modernen Wellnesstempeln angeboten und bereichert die Schwitzkultur. Seien Sie einfach neugierig, probieren Sie Unbekanntes aus, und Sie können sicher sein, dabei unvergessliche Schwitz- und Badefreuden zu erleben!

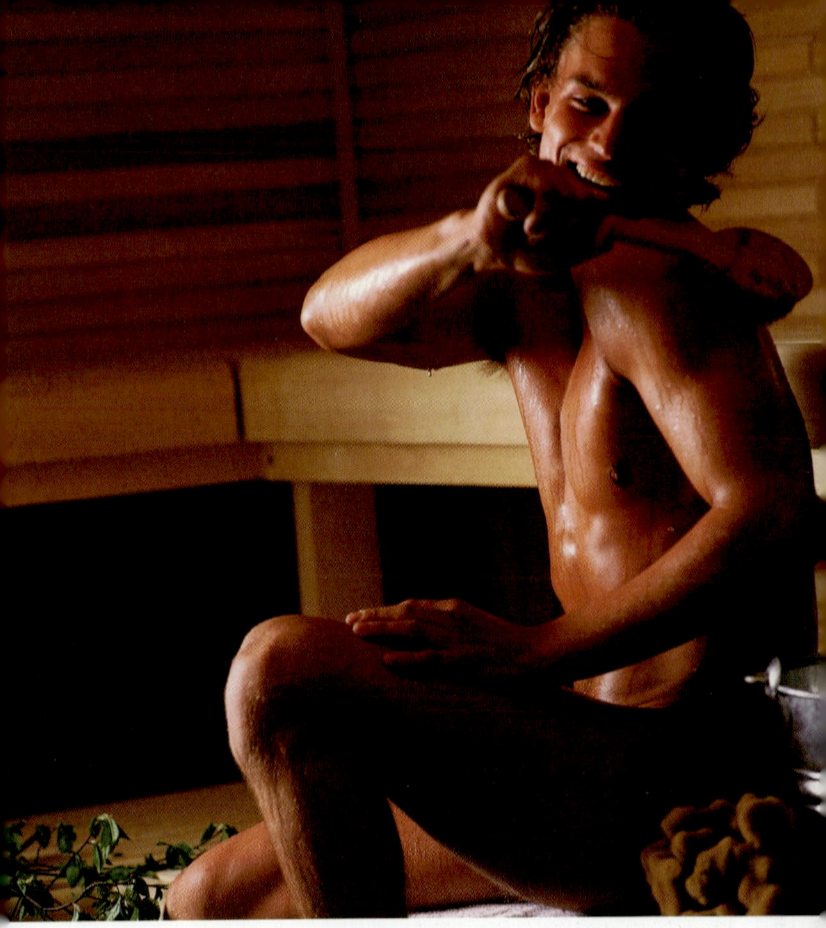

So kommen Sie richtig ins Schwitzen

So kommen Sie richtig ins Schwitzen

Wie die Sauna von innen aussieht

Der Umkleideraum

Eine öffentliche Sauna betreten Sie durch den Umkleideraum. Dort sind Schränke für die Kleidung und Schließfächer für Wertgegenstände vorhanden. Die Umkleidekabinen und auch Toiletten befinden sich hier. Ebenso gibt es meist elektrische Haartrockner. Legen Sie hier Ihre Straßenkleider ab, packen sie in die Garderobenschränke und wickeln sich ein Handtuch um, denn in die Sauna geht man nackt. Badehosen, -anzüge oder überhaupt Textilien haben darin nichts verloren. Auch Schmuck ist in der Sauna fehl am Platz, denn durch die große Hitze würden sich die Metallteile sehr stark aufheizen, und Verbrennungen wären vorprogrammiert. Gleiches gilt für Brillen. Damen schminken sich ab, denn die Kosmetika würden die Schweißabgabe behindern und zudem bei der Wärme verlaufen. Wegen der Fußpilzgefahr sollten Sie Badesandalen tragen.

Der Schwitzraum

Dies ist das Herzstück der Saunaanlage. Sie betreten ihn durch eine Holztür, die immer nach außen aufgeht und sich leicht öffnen lässt. Das ist wichtig für die Sicherheit. Innen ist die Schwitzkabine mit hellem Holz ausgekleidet, was einerseits eine urige und gemütliche Atmosphäre schafft; zum anderen hat Holz den Vorteil, sich auch bei größter Hitze nicht allzu stark aufzuheizen, sodass Sie gut darauf sitzen können. Auf Steinfliesen wäre das nicht möglich, denn da würden Sie sich Verbrennungen zuziehen. Aus diesem Grund dürfen auch im Holz keine Nägel oder Metallteile sein. Das Holz ist naturbelassen und unbehandelt, denn Farben oder Lacke würden sich in der heißen Luft lösen und ausdünsten, was außer der Geruchsbelästigung auch zu Gesundheitsschäden führen würde. Meist besteht die Innenauskleidung aus Tannen- oder Fichtenholz, möglichst ohne Astlöcher. Es hat gegenüber Kiefernholz den Vorteil, nicht so stark zu harzen, was während des Saunabades störend wäre. Für den Ausbau der Schwitzkabine hat sich das Holz der kanadischen Helmlock-Tanne und der nordischen Fichte besonders bewährt, für die Banklatten nimmt man heimische Pappel oder afrikanisches Abachiholz. Auf dem Fußboden, der entweder gefliest ist oder einen einfachen Estrichbelag hat, liegt meist ein Lattenrost aus Holz. In einer Ecke befindet sich der Saunaofen mit den Steinen darauf, daneben steht in der Regel ein Holzkübel mit einer Schöpfkelle für den Aufguss. Eine oder mehrere drehbare Sanduhren zeigen die abgelaufene Zeit an, Thermometer die Temperatur; gedämpftes Licht sorgt für eine wohlige Stimmung.

Verschiedene Temperaturen

In der Schwitzkabine sitzen Sie auf Holzbänken, die stufenförmig auf unterschiedlichen Höhen angebracht sind. Die Latten der Sitzbänke haben Zwischenräume, um die Luftzirkulation zu gewährleisten.

Da warme Luft immer nach oben steigt, ist es in der Schwitzkabine unter der Decke deutlich heißer als am Boden. Die Differenz kann hierbei bis zu 60 °C betragen! Genauso sind die Temperaturen auf den verschiedenen Bankhöhen unterschiedlich, sodass Sie je nach Tagesform einen Temperaturbereich wählen können.

Es ist allerdings günstiger, bei höherer Temperatur kürzer zu

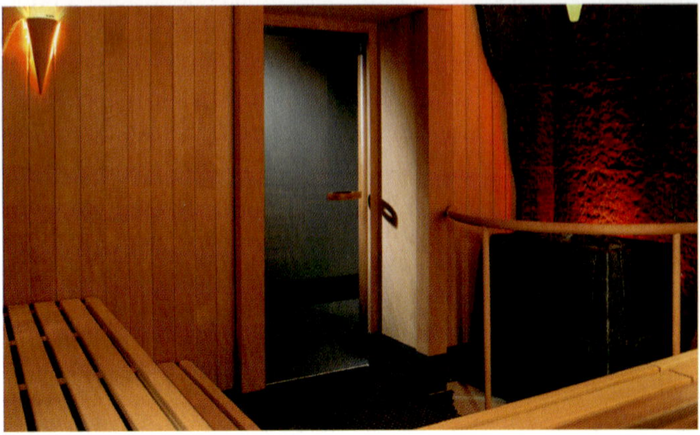

schwitzen als länger bei niedriger. Um möglichst in einer Klimazone zu bleiben, ist es am besten, im Liegen zu saunieren, was in einer öffentlichen Sauna aber aus Platzgründen nicht immer möglich ist.

Unterschiedliche Luftfeuchtigkeit

Umgekehrt wie mit der Temperatur verhält es sich mit der Luftfeuchtigkeit. Diese ist unter der Decke am geringsten und am Boden am größten.

Gemessen wird sie in der Regel als relative Luftfeuchtigkeit, also als tatsächliche Feuchtigkeitssättigung der Luft im Vergleich zur maximal möglichen Feuchtigkeitssättigung der Luft, die von der Temperatur abhängt.

Je wärmer die Luft ist, umso mehr Wasser kann sie aufnehmen. Daher ist in der Sauna bei gleicher absoluter Luftfeuchtigkeit im Raum die relative Luftfeuchtigkeit unter der Decke niedriger als über dem Boden.

Es ist wichtig, in der Schwitzkabine die Luftfeuchtigkeit in gewissen Grenzen zu halten, denn zu trockene Luft würde die

Die Temperaturzonen in der Sauna

- **Mit 90 bis 100 °C ist die Luft direkt unter der Decke am heißesten**
- **Auf der oberen Bank beträgt die Temperatur zwischen 80 und 90 °C**
- **Auf der mittleren Bank herrschenzwischen 70 und 80 °C**
- **Auf der unteren Bank zeigt das Thermometer 50 bis 60 °C**
- **Am kühlsten ist es über dem Fußboden, nämlich etwa 40 °C**

Schleimhäute austrocknen. Sie würden das an brennenden Augen und einem Kratzen im Hals merken.

Zu feuchte Luft hingegen würde das Schwitzen behindern, denn der Körper könnte an diese Luft nicht mehr genügend Wasser abgeben und so nicht ausreichend abkühlen. Als Folge davon würde ein unangenehmes Hitzegefühl auftreten. Bei einem Aufguss steigt die Luftfeuchtigkeit für kurze Zeit deutlich an.

Das Klima in der Schwitzkabine

Temperatur	Relative Luftfeuchtigkeit	Wo
90 – 100 °C	2 – 5%	Unter der Decke
80 – 90 °C	3 – 10%	Obere Bank
60 – 70 °C	8 – 25%	Mittlere Bank
50 – 60 °C	15 – 35%	Untere Bank
Um 40 °C	20 – 60%	Über dem Boden

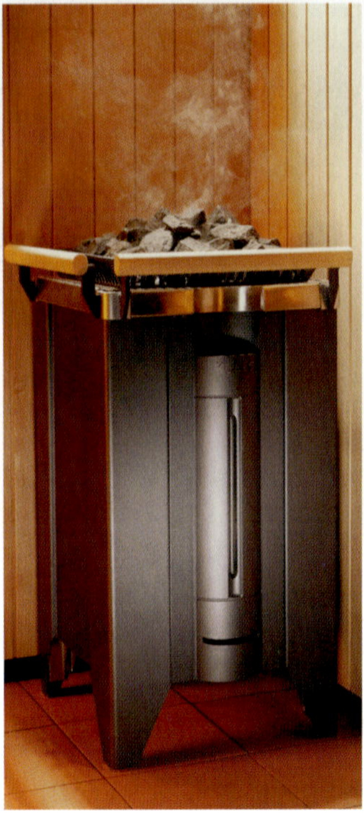

Da heiße Luft sich ausdehnt, enthält sie auch weniger Sauerstoff als kalte. Der Sauerstoffgehalt in der Sauna ist bei 100 °C etwa so hoch wie in 2500 Meter Höhe. Das ist allerdings völlig unproblematisch, denn man sitzt oder liegt ja ruhig, und somit ist der Sauerstoffbedarf nicht allzu hoch. Lebhaftes Diskutieren oder Bewegungsübungen sollte man deswegen aber doch besser sein lassen.

Der Saunaofen

Das Herz der Sauna ist der Ofen. Früher mit Holz beheizt wird er heute in aller Regel elektrisch betrieben, doch gibt es ebenfalls Ausnahmen von dieser Regel. Holzöfen haben neben der Brandgefahr jedoch den Nachteil, sehr teuer zu sein, da der Holzverbrauch immens ist. Außerdem wird durch die Verbrennung auch Sauerstoff verbraucht.

Auf dem Ofen liegen auf einem Eisenrost geeignete Saunasteine, die eine gleichmäßige Wärmestrahlung abgeben. Beim Aufguss, bei dem mit einer Schöpfkelle Wasser darüber gegossen wird, dienen sie als Verdampfer. Meist sind es Tiefengesteine wie Peridotit, worauf besonders die Finnen schwören, Granit, Gabbro oder Diorit.

Für das volle Saunavergnügen muss die Schwitzkabine ausreichend lange aufgeheizt werden, sodass nicht nur die Luft, sondern auch die Bänke sowie Decke und Wände ordentlich warm sind. Bis die Sauna „reif" oder „gar" ist, wie die Finnen zu sagen pflegen, dauert es etwa eineinhalb Stunden. Auch der Luftwechsel in der Saunakabine muss ausreichend hoch sein, wofür ein Lüftungssystem sorgt. Es saugt die feuchte, verbrauchte Luft am Boden ab und bringt frische, sauerstoffreiche Luft in die Kabine ein.

Der Abkühlraum

Die positiven Effekte der Sauna auf die Gesundheit beruhen zu einem wesentlichen Teil auf dem Wechsel von heiß und kalt, weshalb auch dem Abkühlraum eine wichtige Rolle zukommt. Manche Saunaanlagen verfügen über Freilufträume, wo man sich mit frischer Luft oder unter Umständen im Winter sogar mit Schnee abkühlen kann. Auch eine Terrasse oder ein Balkon reichen völlig aus, um an der frischen Luft wunderbar die Atemwege zu kühlen. Mittlerweile gibt es in einigen Wellnessoasen auch so genannte Iglus, sehr kalte Räume, in denen es künstlichen Schnee oder Eis für die Abkühlung gibt.

Im eigentlichen Abkühlraum sind jede Menge verschiedener Kaltwasseranwendungen vorhanden. Wasserschläuche für Kneippgüsse, Kaltwasserduschen, Schwallbrausen oder Kübelduschen – Holzeimer mit einem Griff daran – sorgen für die nötige Abkühlung. Für die Mutigen gibt es auch ein Tauchbecken, das die Lebensgeister wieder weckt. Becken mit warmen Fußbädern stehen ebenfalls bereit und helfen in der Abkühlphase, die Kör-

pertemperatur wieder zu normalisieren.
In größeren Saunaanlagen schließt sich noch ein Ruheraum an, in dem man sich nach dem anstrengenden Saunagang im Bademantel auf Liegen entspannen und die Seele baumeln lassen kann.

So wird der Saunagang zum Vergnügen – der richtige Ablauf

Saunabaden heißt nicht, in eine Schwitzkabine zu hetzen, sich einmal so richtig den Schweiß aus den Poren treiben zu lassen und dann nichts wie ab nach Hause vor den Fernseher zu eilen. Saunabaden braucht Zeit und Ruhe. Das Bad beinhaltet mehrere Schritte, von denen das Schwitzen zwar ein wichtiger, aber nicht der einzige ist.

Wichtig: ausreichend Zeit!

Nehmen Sie sich Zeit, wenn Sie in die Sauna gehen! Zwei bis drei Stunden sollten Sie einplanen. Sauna ist immer ein wenig wie Urlaub. Versuchen Sie, mit Ihren Kleidern auch alle Alltagsgedanken und Probleme abzulegen. Wenn Sie gehetzt in die Sauna gehen und versuchen, den Badeablauf in möglichst kurzer Zeit zu absolvieren, werden Sie kaum einen Nutzen davon haben. Noch einmal: Nehmen Sie sich Zeit! Schalten Sie ab; wenn das nicht sofort gelingt, dann legen Sie erst mal eine kleine Pause ein, bevor Sie in die Sauna gehen.

Voller Bauch sauniert nicht gern

Mit der Sauna ist es ein wenig wie mit dem Sport: Mit vollem Bauch haben Sie von beidem nicht den vollen Genuss. Sie sollten daher

Tipps für ein entspanntes Saunabad

- **Nehmen Sie sich ausreichend Zeit für die Sauna!**
- **Planen Sie am besten zwei bis drei Stunden ein!**
- **Schalten Sie ab!**
- **Versuchen Sie, Alltagsgedanken und Probleme draußen zu lassen!**
- **Betrachten Sie die Sauna als kleinen Urlaub zwischendurch!**
- **Erholen Sie sich!**

unmittelbar vor der Sauna kein opulentes Mahl zu sich nehmen, sondern lieber leichte Snacks. Gut ist es, wenn die letzte große Mahlzeit mindestens zwei Stunden zurück liegt, denn ihr Körper müsste ansonsten zusätzlich zur anstrengenden Hitze noch die Verdauungsarbeit bewältigen. Auch nach der Sauna sind eher leichte Speisen angesagt, die den Entschlackungseffekt zusätzlich unterstützen. Alkohol und Nikotin vertragen sich nicht mit der Sauna und sind daher tabu!

Während der Sauna sollten Sie nichts trinken, damit Ihr Körper genügend Flüssigkeit und damit Giftstoffe ausschwitzen kann. Und die soll er auch aus seinen eigenen Reserven beziehen! Hinterher sollten Sie dann allerdings Ihre Flüssigkeitsspeicher wieder auffüllen, am besten mit Mineralwasser oder Fruchtsaftschorlen.

Die Sauna ist Nacktbadezone

In die Schwitzkabine geht man nackt! Manchen Saunaneuling mag das vielleicht zu Beginn etwas stören, doch gewöhnt man sich schnell daran. Für gar zu Genante leistet anfangs das Saunatuch gute Dienste, das man sich um die Hüften wickeln kann. Badebekleidung wäre hier aber auch völlig fehl am Platze, denn sie behindert das Schwitzen und kann sogar zu einem Hitzestau führen. Besonders synthetische Fasern können die Haut reizen und sogar zu Verbrennungen führen. Gefährlich sind auch Metallteile an der

Das sollten Sie beachten:

- Vor der Sauna nur kleine Mahlzeiten oder Snacks
- Nie mit vollem Bauch in die Sauna
- Am besten zwei Stunden nach der letzten Hauptmahlzeit warten
- Leichte Speisen danach unterstützen den Entschlackungsprozess
- Nach der Sauna Flüssigkeitsspeicher auffüllen, am besten mit Mineralwasser und Saftschorlen
- Alkohol und Nikotin sind tabu!

Badekleidung, die in der Sauna sehr heiß werden und so ebenfalls Verbrennungen verursachen würden. Gleiches gilt aber auch für Schmuck und Brillengestelle. Kontaktlinsen können in der Regel in der Sauna getragen werden, verursachen aber manchmal leichte Probleme wie Augenbrennen.
Ganz und gar ohne Stoff geht man aber dennoch nicht in die Saunakabine, denn ein Saunatuch ist stets dabei, wenn man den Schwitzraum betritt. Es ist schmaler und länger als ein normales Badetuch und dient als Sitz- oder Liegeunterlage, wofür es genau die richtige Größe hat. Die Berührung mit dem heißen Holz der Bank wird durch das Saunatuch angenehmer und schützt diese gleichzeitig vor Beschmutzungen und Schweiß, den es aufsaugt. Um sich immer auf die gleiche Seite setzen oder legen zu können, sind die Saunatücher auf beiden Seiten unterschiedlich gefärbt oder gemustert.

Bitte aufpassen:

- **Keine Badekleidung in der Schwitzkabine, keinesfalls Synthetik!**
- **Kein Metall (Verbrennungsgefahr)!**
- **Nasse Saunatücher wechseln!**
- **In der Anlage Badesandalen tragen (Fußpilzgefahr)!**

Aller Anfang ist die Dusche

Jedes Saunabad beginnt mit einer gründlichen Körperreinigung unter der Dusche. Danach geht es in den „Schwitzkasten“, in dem die Aufheizphase folgt. Es schließt sich die Abkühlphase an, wobei sich hier zunächst die Abkühlung an der Luft vor den Kaltwasseranwendungen empfiehlt. Im Winter werden diese dann noch prima durch den Schnee ergänzt. Die Abkühlphase sollte genauso lange dauern wie das Schwitzen, denn gerade der Wechsel von heiß und kalt ist zum Wesentlichen für die positiven Effekte des Saunabades verantwortlich. Anschließend empfiehlt es sich zu ruhen.
Diesen gesamten Ablauf bezeichnet man als einen Saunagang, für den Sie sich etwa eine Stunde Zeit nehmen sollten. Zwei bis drei solcher Gänge soll-

ten Sie bei einem Saunabesuch absolvieren, um den besten Nutzen daraus zu ziehen. Mehr als drei Gänge bringen jedoch keinen zusätzlichen Effekt und könnten auch zu anstrengend werden.

Tipps:

- **Schwitz- und Abkühlphase sollten etwa gleichlang dauern**
- **Eine anschließende Ruhephase ist empfehlenswert**
- **Machen Sie zwei bis drei Saunagänge, mehr bringen keinen zusätzlichen Effekt**

Dampfbad und Sauna lassen sich übrigens hervorragend kombinieren. Da im Dampfbad die Kreislaufbelastung größer ist, sollten Sie erst ins Dampfbad und dann in die Sauna gehen. Vergessen Sie aber nicht die Abkühl- und Ruhephasen dazwischen.
Die Kombination beider Bäder ist ein besonderes Erlebnis, denn vom Dampfbad ist die Haut intensiv durchfeuchtet, bevor es in die trockene Hitze der Sauna geht.

Ohne Regeln geht es nicht

Natürlich können Sie Ihren Saunabesuch individuell gestalten. Besonders für Saunaneulinge empfiehlt es sich jedoch, sich mit gewissen Regeln vertraut zu machen und diese zu befolgen, um in den vollen Genuss der Sauna zu kommen. Der Deutsche Sauna-Bund hat solche Regeln aufgestellt, die in den meisten öffentlichen Bädern aushängen. Nicht jeder ist schon nach dem ersten Mal gleich begeistert, denn der Körper muss sich natürlich erst an die neue Schwitzform gewöhnen. Gönnen Sie ihm deshalb mindestens fünf Saunabäder, bevor Sie sich entscheiden, welchen Stellenwert das Schwitzbad zukünftig für Sie und Ihre Gesundheit haben soll.

Wollen Sie Sauna und Dampfbad kombinieren, gehen Sie wegen der größeren Kreislaufbelastung zuerst ins Dampfbad!

Richtig zu schwitzen lernt man erst mit der Zeit, und es ist ein wenig wie mit dem Sport: Das Training macht's. Wer regelmäßig in die Sauna geht, schwitzt schneller als Saunaneulinge und zieht für seinen Körper größeren Nutzen aus dem Schwitzbad. Am besten planen Sie einen festen Saunatag pro Woche ein.

Erst regelmäßiges Saunabaden bringt den gewünschten Erfolg. Planen Sie einen festen Saunatag in der Woche ein!

Auf eine Reihe von Krankheiten hat die Sauna einen durchaus günstigen Einfluss und kann bei vielen Beschwerden zur Vorbeugung oder Therapieunterstützung eingesetzt werden. Bei manchen Leiden jedoch ist das Schwitzbad weniger geeignet (siehe auch S. 100). Sind Sie sich jedoch nicht ganz sicher, wie es bei Ihnen aussieht, dann fragen Sie am besten einmal Ihren Arzt. Ist aber alles im grünen Bereich, dann wird es höchste Zeit, mit dem Badevergnügen zu beginnen!

Das Badevergnügen beginnt

Die Vorbereitungen

Als alter Hase wissen Sie natürlich, was Sie in der Sauna brauchen und was Sie dort erwartet. Als Anfänger wird jedoch sicherlich sehr viel Unbekanntes auf Sie zukommen. Am besten machen Sie Ihren ersten Saunabesuch mit einem erfahrenen Saunagänger, der Ihnen alles erklären kann. Sich schon vorab zu informieren, schadet natürlich auch nicht.

Vor allem sollte Ihnen am Saunatag selbst auch nach dem Schwitzbad zumute sein. Fühlen Sie sich unwohl oder haben keine Lust dazu, lassen Sie besser die Finger davon, denn sonst könnte aus dem Vergnügen leicht eine Enttäuschung werden. Ansonsten freuen Sie sich auf Entspannung pur, erfrischen Sie Ihre Lebensgeister und holen Sie sich verlorene Energien zurück!

Die Saunatasche

Um in den vollen Saunagenuss zu kommen, sollten Sie vorab eine Saunatasche packen, und sich noch einmal versichern,

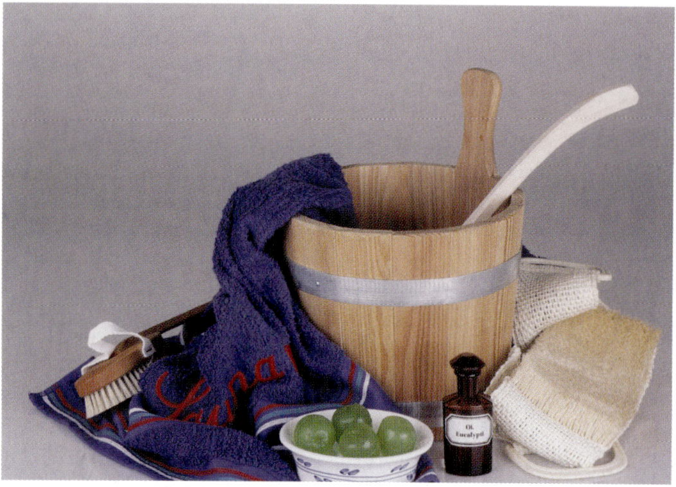

dass alles drin ist, was hineingehört. Badesandalen gehören auf alle Fälle dazu. Die sollten Sie in der Anlage tragen, denn wie in Schwimmbädern herrscht auch hier Fußpilzgefahr. Vor der Schwitzkabine lassen Sie die Sandalen dann stehen, aber bitte so, dass andere Badegäste nicht darüber stolpern! Auch ein Saunahandtuch brauchen Sie, besser sind zwei, falls eines zu feucht wird, und Sie wechseln wollen. Zum Abtrocknen benötigen Sie ein bis zwei normale Handtücher. Darüber hinaus sollte auch ein Bademantel, in den Sie sich in der Ruhephase kuscheln können, nicht fehlen. Vielleicht nehmen Sie sich gerne auch noch ein gutes Buch zum Ent-

Das gehört in die Saunatasche:

- **Badesandalen**
- **Ein bis zwei Saunatücher**
- **Zwei Handtücher**
- **Bademantel**
- **Lektüre für die Ruhephase**
- **Duschgel, Pflegecreme**
- **Föhn, Kamm oder Bürste**
- **Bürste für die Trockenmassage**
- **Eventuell Badeanzug bzw. Bikini oder Badehose**
- **Eventuell Plastikbeutel für nasse Sachen**

spannen mit. Für die Reinigungsdusche brauchen Sie Duschgel und Haarshampoo, zum abschließenden Haaretrocknen eventuell einen Föhn (gibt es in vielen Anlagen auch vor Ort). Für hinterher sollten Kamm oder Bürste sowie Pflegecremes oder -öle nicht fehlen. Manche nehmen auch gerne eine Bürste für eine Trockenmassage mit. Wollen Sie nach dem Schwitzen noch ins Schwimmbecken gehen, dann sollten Sie Badeanzug oder -hose nicht vergessen! Eventuell empfiehlt es sich, einen Plastikbeutel einzupacken, in dem Sie Ihre nassen Sachen transportieren können.

Reinigungsdusche und Fußbad

Vor jedem Saunabad ist nach Auskleiden und Toilettengang eine gründliche Reinigungsdusche mit warmem Wasser und Duschgel obligatorisch, schon aus hygienischen Gründen. Doch nicht nur deshalb.

Durch die Dusche werden zum einen der Fettfilm auf der Haut, zum anderen aber auch Creme- und Kosmetikrückstände und Körpergerüche beseitigt. Gerüche könnten sich in der heißen Luft der engen Schwitzkabine schnell verflüchtigen und die anderen Badegäste belästigen. Aus dem gleichen Grund sollten Sie am Saunatag auch auf Parfums oder Aftershaves verzichten. Fettfilm und Reste von Kosmetika würden zudem den Schweißfluss unnötig behindern.

Außerdem wärmt die Dusche den Körper auf. So bereitet sie ihn auf das Saunabad vor und erleichtert das anschließende Schwitzen. Hier sind Warmduscher ausnahmsweise einmal im Vorteil, denn ein kalter Guss am Ende wäre genau das Falsche! Wichtig ist auch, dass Sie sich hinterher ordentlich abtrocknen, denn dann schwitzen Sie umso eher.

Haben Sie kalte Füße, sollten Sie ein warmes Fußbad nehmen. Beginnen Sie bei etwa 32 °C und steigern Sie die Temperatur, indem Sie heißes Wasser nachfüllen, allmählich bis auf 40 °C. Die Füße werden so besser durchblutet, und mit warmen Füßen schwitzt es sich ebenfalls einfacher.

Auch hier sollte man hinterher nicht vergessen, sich gut abzutrocknen!

Vor dem Saunabad gründlich warm duschen, um den Körper zu reinigen und aufzuwärmen! Hinterher gut abtrocknen, so schwitzt es sich leichter. Haben Sie kalte Füße, dann nehmen Sie ein warmes Fußbad, das Sie von 32 °C langsam auf 40 °C steigern.

Die Aufheizphase

Jetzt wird es ernst, denn es geht in den Schwitzkasten! Lassen Sie Ihre Badesandalen vor der Tür stehen, denn drinnen könnten sie leicht zu Stolpersteinen werden. Saunatüren gehen übrigens immer nach außen auf! Nun hinein ins Vergnügen, gehen Sie durch die Tür und schließen Sie diese zügig hinter sich, ansonsten könnten Sie sich leicht den Unmut der anderen Gäste zuziehen. Keinesfalls sollten Sie längere Zeit unentschlossen in der geöffneten Tür stehen.

Probleme am Anfang

Wenn Sie Anfänger sind, könnte es sein, dass Sie beim Betreten der Sauna meinen, die heiße Luft würde Ihnen den Atem verschlagen. Ihre Atemwege sind noch nicht an solch hohe Temperaturen gewohnt, doch mit der Zeit gibt sich das. Nach ein paar Saunabädern wird Ihnen die heiße Luft nichts mehr ausmachen; gefährlich kann es für die Atmung aber auf keinen Fall werden. Möglicherweise brennt Ihnen anfangs auch das Gesicht etwas, besonders wenn Sie eine empfindliche Haut haben. Ein wenig Wasser vor dem Schwitzbad aufs Gesicht gegeben wird hier Abhilfe schaffen!

Auf welche Bank?

Wenn Sie die Tür hinter sich geschlossen haben, steuern Sie eine Bank an, breiten Sie Ihr Saunatuch aus und setzen sich darauf. Wenn Sie das möglichst unverzüglich tun und auch nicht zögern, sich zu entblößen, wird es nicht so sehr auffallen, wenn Sie noch Anfänger sind. Die Frage, die sich die meisten Sauneulinge jedoch stellen ist, auf welche Bank sie sich setzen sollen. In der Schwitzkabine können die Temperaturunterschiede zwischen Decke und Boden sage und schreibe 60 °C betragen. Da es auf der oberen Bank heißer ist als auf der unteren, schwitzt man dort folglich auch mehr. Grundsätzlich ist es so, dass es besser ist, kurz und intensiv bei hoher Temperatur zu schwitzen, als länger bei niedrigerer.

Legen Sie sich hin!

Am besten suchen Sie sich zu Beginn einen Platz auf der mittleren Bank. Wenn es die Gegebenheiten zulassen, sollten Sie sich hinlegen, denn dann befindet sich der ganze Körper in einer Temperaturzone. Breiten Sie Ihr Saunatuch aus, und legen Sie sich entspannt auf Bauch oder Rücken; genießen Sie die wohltuende Wärme! Passen Sie aber auf, dass das Tuch vollständig ausgebreitet ist und der Körper nirgends mit dem Holz in Berührung kommt, damit kein Schweiß darauf tropft. Wenn es der Platz nicht zulässt oder es Ihnen lieber ist, können Sie sich auch hinsetzen. Ziehen Sie dabei Ihre Beine an, und stellen Sie die Füße auf Ihre Sitzbank. Das hat zwei Vorteile: Die Beine sind in etwa in der gleichen Temperaturzone wie der Körper, und es kann nicht so viel Blut in den Beinvenen versacken; Sie werden also nicht so schnell Kreislaufprobleme bekommen.

Schwitzen will gelernt sein

Möglicherweise werden Sie bei den ersten Saunabädern nicht so stark schwitzen wie die anderen Gäste um Sie herum. Auch das will gelernt sein und braucht seine Zeit. Gönnen Sie die Ihrem Körper, und nach einigen Bädern werden Sie genauso schwitzen wie die „Profis".

Langsam aufstehen

Anfangs empfiehlt es sich, etwa 8 bis 12 Minuten in der Schwitzkabine zu verbringen, später können Sie diese Zeit auf 15 Minuten ausdehnen. Viel länger zu bleiben, bringt wenig und kann sich sogar nachteilig auf den Kreislauf auswirken. Denken Sie daran: lieber kurz und intensiv! Wenn Ihnen danach ist und Sie richtig schwitzen, können Sie von der mittleren Bank auf die obere wechseln. Wenn Sie meinen, genug geschwitzt zu haben, ist es an der Zeit, die Saunakabine zu verlassen. Das sollten Sie aber nicht schlagartig tun, um Ihren Kreislauf zu schonen. Setzen Sie sich die letzten zwei Minuten auf, und stellen Sie Ihre Beine auf die nächst tiefere Bank. Sie können auch Ihre Füße ein wenig kreisen

Auf einen Blick: Die Aufheizphase

- Schließen Sie beim Betreten der Sauna zügig die Türe hinter sich.
- Gehen Sie anfangs am besten auf die mittlere Bank.
- Wenn möglich, legen Sie sich hin, der Körper befindet sich dann in einer Temperaturzone.
- Später können Sie auch die obere Bank aufsuchen.
- Bleiben Sie anfangs 8 bis 12 Minuten, später bis 15 Minuten in der Sauna.
- Setzen Sie sich die letzten zwei Minuten auf.
- Bewegungsübungen unterstützen den Kreislauf.

lassen und die Wadenmuskulatur anspannen. So verhindern Sie, dass Blut in den Venen der Beine versackt und es Ihnen beim Verlassen der Schwitzkabine schwindelig wird. Anschließend stehen Sie auf und verlassen die Sauna.

Was tun bei Beklemmung?

Für einige Saunaneulinge könnte neben der heißen Luft, die einem vermeintlich den Atem raubt, auch die Enge in der Saunakabine ein Problem werden. Sollten Sie Beklemmungsgefühle haben, hilft es oft, wenn Sie auf eine tiefere Bank wechseln. Liegen Sie, dann versuchen Sie es einmal mit Aufsetzen, auch dann geht es meist besser. Wenn alles nichts hilft und Sie sich weiterhin unwohl fühlen, verlassen Sie lieber die Saunakabine, anstatt den Helden zu spielen. In der Regel erledigt sich das Problem nach einigen Saunabesuchen von selbst.

Sex und Sauna

Für die Finnen ist die Sauna der Ort, der am wenigsten mit Sex zu tun hat, und das Liebesspiel hat hier auch nichts verloren. Meist ginge das auch schon wegen der anderen Saunagäste nicht. Sind Sie aber dennoch einmal mit Ihrem Partner alleine in der Schwitzkabine, dann versuchen Sie lieber nicht, hier eine heiße Abwechslung in Ihr Liebesleben zu bringen. Besonders für den Mann würde das in der trockenen Hitze eine ungeheuere körperliche Belastung darstellen, die schlimmstenfalls sogar bis zum Kreislaufversagen führen kann.

Flüssigkeitsdefizite ausgleichen!

Wenn Sie ordentlich schwitzen, verlieren Sie natürlich auch jede Menge Flüssigkeit, die Sie wieder auffüllen müssen. Am besten jedoch erst nach der Sauna, weil Sie ihre eigene Körperflüssigkeit ausschwitzen sollen und nicht die Getränke, die Sie zu sich nehmen. Denn beim Schwitzvorgang gehen viele Schad- und Giftstoffe wie beispielsweise Schwermetalle in den Schweiß über, die so aus Ihrem Körper gespült werden. Es ist also sinnvoller, diese zunächst auszuschwitzen, bevor Sie etwas trinken. Wie viel Flüssigkeit Sie während des Saunabades verloren haben, können Sie leicht auf der Waage abschätzen, denn der Gewichtsverlust in Kilogramm entspricht der ausgeschwitzten Flüssigkeit in Litern. Die sollten Sie dann nach dem Bad wieder auffüllen, am besten mit Mineralwasser, Fruchtsaftschorlen, verdünnten Gemüsesäften oder ungesüßten Kräuter- und Früchtetees. Bevor Sie aber in der Sauna verdursten oder austrocknen, tun Sie sich keinen Zwang an, und trinken Sie zwischen den Gängen.

Der Aufguss

Für viele Badefreunde ist der Höhepunkt des Saunabades der Aufguss, der in öffentlichen Saunen zu bestimmten Zeiten, meist zur vollen Stunde, durchgeführt wird. Wenn Sie noch nie einen Aufguss mitgemacht haben, sollten Sie es unbedingt einmal ausprobieren. Aufgüsse sind allerdings nicht jedermanns Sache, also finden Sie heraus, was für Sie am besten ist. Wenn er Ihnen nicht zusagt, seien Sie unbesorgt: Auch ohne Aufguss haben Sie vom Saunabad den vollen gesundheitlichen Nutzen.

Türe geschlossen lassen!

Ist es an der Zeit für einen Aufguss, werden die Badegäste, die nicht daran teilnehmen wollen, die Schwitzkabine verlassen. Der Aufguss bildet den Abschluss des Bades, deshalb sollten Sie etwa zehn Minuten vorher die Sauna aufsuchen. Währenddessen soll die Türe unbedingt geschlossen bleiben, ansonsten zieht man sich leicht den Unwillen der Mitbadenden zu, die so um ihren Genuss gebracht werden.

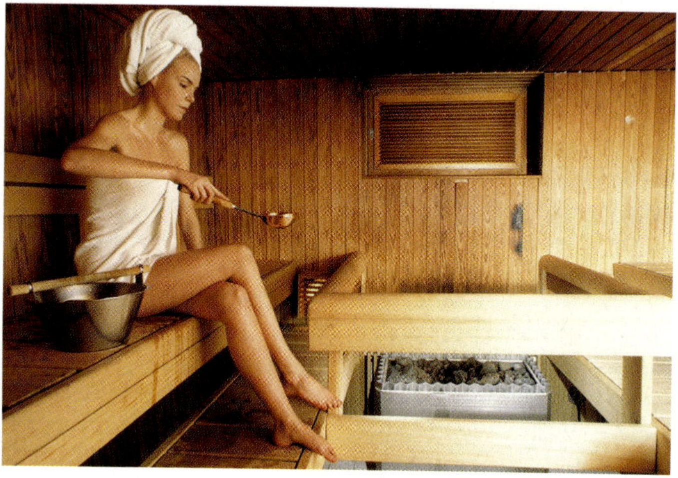

Starker Hitzeschub

Der Aufguss bietet einen zusätzlichen Hitzereiz. Der Saunameister oder aber auch ein Badegast gießt aus einer hölzernen Schöpfkelle Wasser auf die Ofensteine, welches sich sofort in eine mächtige Dampfwolke verflüchtigt. Pro Kubikmeter Saunaluft sollen es etwa zehn bis fünfzehn Milliliter sein, und das zwei- bis dreimal. Anschließend verwedelt der Aufgießer die feuchte Luft mit einem Handtuch.

Der Gluthauch

Die feuchte Luft schlägt sich sofort als Wasserdampf auf der Haut der Saunagäste nieder, weil diese kühler ist, und bringt die Schweißdrüsen noch einmal so richtig in Fahrt. Sie können dabei ein leichtes Brennen verspüren, und die Hautdurchblutung wird ordentlich angeregt. Besonders stark ist die Hitze auf den oberen Bänken. Mehr als die empfohlene Menge sollte keinesfalls auf die Steine gegeben werden, da die Hitze durch den Wasserdampf ansonsten unerträglich werden könnte und die Saunagäste auf die unteren Bänke ausweichen würden. Gerade dort ist jedoch beim Aufguss die Luft nicht so gut. Nicht umsonst nennen die Finnen den Aufguss

So wirken die Aromaöle

Bergamotte	*Wirkt stimmungsaufhellend* *Lindert Nervosität* *Steigert die Konzentration*
Eukalyptus	*Beruhigt die Atemwege* *Wirkt schleimlösend und entkrampfend*
Fichten- und Kiefernnadeln	*Hilft bei Erkältungskrankheiten und Muskelschmerzen*
Melisse	*Wirkt antibakteriell und belebend*
Myrte	*Wirkt entkrampfend und schleimlösend* *Lindert Muskelschmerzen*
Nelke	*Desinfiziert* *Hilft bei Erkältungen*
Orange/Zitrone	*Wirkt stimmungsaufhellend* *Lindert Nervosität* *Steigert die Konzentration*
Zedernholz	*Fördert den Schlaf* *(Nicht in der Schwangerschaft anwenden, da es Wehen auslösen kann!)*

„Löyly" (sprich: Löülü), den Gluthauch.
Wenn Sie in der Schwitzkabine selbst einen Aufguss vornehmen wollen, fragen Sie bitte vorher die anderen Badegäste, ob sie damit einverstanden sind. So hat jeder, der den Aufguss nicht verträgt, Gelegenheit, rechtzeitig die Sauna zu verlassen.

Wohltuende Düfte

Die wohltuende Wirkung des Aufgusses lässt sich noch steigern, indem man dem Wasser zuvor Duftstoffe beisetzt. Da der Geruchssinn eng mit dem Gefühlsleben gekoppelt ist, kann man so die Wirkung der Sauna, vor allem auf die Psyche, noch zusätzlich unterstützen. Die Duftessenzen enthalten so genannte ätherische Öle, die vielen Kräuter- und Heilpflanzen ihren charakteristischen Geruch verleihen. Geben Sie zum ersten Aufguss drei Tropfen Öl guter Qualität in die Schöpfkelle, zum zweiten Aufguss vier. Beim dritten Aufguss können Sie die Menge auf fünf Tropfen erhöhen. Eine weitere Steigerung bringt nichts.

Feuergefahr

Das Duftöl dürfen Sie nur in einer Schöpfkelle mit Wasser auf die Saunasteine geben, niemals pur. Das Öl könnte ansonsten durch die enorme Hitze Feuer fangen und eine Stichflamme erzeugen. Die Folgen in einer Saunakabine aus Holz können Sie sich sicher lebhaft ausmalen. Gleiches gilt ebenso für Alkohol, der genauso reagieren würde und daher auf den Ofensteinen nichts verloren hat.

Das Quästen

Die Finnen steigern den Hitzereiz des Aufgusses noch einmal durch das Quästen. Dazu verwenden sie Birkenäste, die sie zu einem so genannten Quast zusammenbinden, mit dem sie sich während des Aufgusses den Rücken beklopfen bzw. darüber fegen. Dadurch wird die isolierende Dampfschicht über der Haut entfernt. Der Effekt ist, dass noch mehr Hitze auf die Haut einwirkt und die Durchblutung noch einmal zusätzlich steigert. Für empfindliche Menschen ist das Quästen nichts, zumal auch Schweißtropfen und abfallende Blätter durch die Schwitzkabine fliegen. Doch ist es auch nicht ganz unproblematisch, denn es belastet den Körper nicht unerheblich, und auch Herzrhythmusstörungen sollen dabei häufiger auftreten. Zudem sollte man sich in der Sauna, wie schon erwähnt, mit körperlicher Ertüchtigung zurückhalten, die das Quästen zweifelsohne darstellt. In öffentlichen Saunaanlagen in Deutschland ist es aus Rücksicht auf die anderen Badegäste gar nicht erlaubt. Angenehm ist lediglich der zarte Duft des Birkenlaubs, der als Birkenölzusatz für die Aufgüsse bei uns Einzug gehalten hat.

Die Abkühlphase

Die Abkühlung gehört fest in den Badeablauf und ist genauso wichtig wie das Schwitzen. Gerade der Wechsel von heiß und kalt ist es ja, der die positiven gesundheitlichen Wirkungen der Sauna zu einem Großteil ausmacht und die Gefäße trainiert. Andererseits muss auch die überschüssige gespeicherte Wärme wieder aus dem Körper entfernt werden. Die Abkühlphase sollte in etwa genauso lange dauern wie das Schwitzbad, also rund 15 Minuten, doch lieber etwas länger als kürzer.

Gehen Sie zum Abkühlen zuerst ins Freie! So können Sie schon einmal die Schleimhäute Ihrer Atemwege abkühlen und außerdem reichlich Sauerstoff tanken.

Zuerst ins Freie

Zuerst kühlen Sie sich am besten im Freien an der frischen Luft ab. In den meisten öffentlichen Saunas gibt es einen Freiluftbereich, in dem Sie vor neugierigen Blicken geschützt sind, oder einen speziellen Frischluftraum. Bei Sonne und sommerlicher Wärme sollten Sie aber lieber nicht ins Freie gehen, ansonsten könnten Sie leicht einen Wärmestau bekommen. Im Winter haben Sie möglicherweise sogar die Gelegenheit, sich im Schnee zu wälzen, wie es die Finnen tun!

Nicht zu heftig atmen!

Die frische Luft kühlt sanft Ihre Atemwege, die sich in der Sauna mächtig aufgeheizt haben, aber auch schon ein wenig Ihren Körper. Zudem können Sie ordentlich Sauerstoff tanken und das nachholen, was Sie in der dünnen Saunaluft versäumt haben. Atmen Sie ruhig und gleichmäßig, keinesfalls jedoch schnell und heftig, da es Ihnen sonst leicht passieren kann, dass Sie anfangen zu hyperventilieren. Das ist zwar nicht gefährlich, aber unangenehm, da sich durch die schnelle Atemfrequenz die Zusammensetzung der Blutgase verändert. Ihre Hände und Füße fangen dann an zu kribbeln und die Finger können sich verkrampfen.

Bewegen Sie sich!

Bleiben Sie nicht auf der Stelle stehen, wenn Sie sich an der Luft abkühlen! Gehen Sie auf und ab, damit der frische Wind die Wärme Ihres Körpers abtransportiert. Aber auch ihrem Kreislauf zuliebe sollten Sie eifrig herumlaufen, denn beim Stehen versackt das Blut in den Venen der Beine, sodass ein Kreislaufkollaps die Folge sein könnte. Gefahr, sich zu erkälten, laufen Sie an der freien Luft nicht, denn Ihr Körper ist noch genügend überhitzt und muss diese Wärme wieder loswerden. Wenn Sie aber anfangen zu frösteln, gehen Sie lieber wieder nach drinnen, denn jetzt folgt die nächste Phase der Abkühlung: das Wasser.

Laufen Sie im Saunagarten herum! So bringen Sie Ihren Kreislauf in Schwung und beugen gleichzeitig einem Kollaps vor.

Kalt duschen!

Ihre Atemwege sind nun schon gekühlt, und auch Ihr Körper konnte bereits die erste Wärme abgeben. Doch ihr Körperkern ist noch überwärmt, und das muss sich ändern! Bevor Sie Gebrauch von den Wasseranwendungen machen, sollten Sie aber zunächst aus hygienischen Gründen duschen, um den Schweiß vom Körper abzuwaschen. Denn es wäre unappetitlich, mit dem ganzen Schweiß ins Tauchbecken zu steigen, das auch die anderen Badegäste benutzen müssen. Diesmal darf es jedoch keine warme Dusche sein, denn ansonsten könnte es leicht zu einem Wärmestau kommen, und ihr Kreislauf könnte kollabieren. Also waschen Sie sich kalt ab!

Tipp: Bevor Sie mit Kaltwasseranwendungen beginnen, bitte aus hygienischen Gründen duschen. Warmes Wasser kann zu einem Wärmestau führen, also kalt abwaschen!

Kurz und heftig

Jetzt geht es in den Nassraum, und da folgt die eigentliche Abkühlphase, die Ihre Körpertemperatur wieder in normale Bahnen lenkt. Hier gilt das Gleiche wie auch schon in der Sauna: Lieber kurz und heftig als langsam und lau! Es stehen Ihnen hier mehrere Möglichkeiten zur Verfügung. Aber springen Sie nicht gleich ins Tauchbad! Fangen Sie lieber etwas vorsichtig an, falls Sie sich anfangs nicht mit dem Gedanken an das kalte Wasser anfreunden können. Bedenken Sie immer: Genauso wie das Schwitzen will auch die Abkühlung gelernt sein!

Wie schon in der Sauna, gilt auch beim Abkühlen: Lieber kurz und heftig als lau und langsam!

Erst ein kühler Guss

Am besten beginnen Sie mit einem Gießschlauch und kühlen zunächst einmal Arme und Beine mit einem kalten Guss, und zwar von Händen und Füßen zum Körper. Danach können Sie den ganzen Körper abgießen. Vielleicht wollen Sie anfangs für den Körper leicht temperiertes Wasser nehmen, um keinen Kälteschock zu erleiden. Das ist völlig in Ordnung! Später gewöhnen Sie sich daran und verwenden von Anfang an nur noch kaltes Wasser. Denken Sie nur daran, den Körper vollständig abzukühlen!

Ab ins Tauchbecken!

Sind Sie im Abkühlen geübt genug, und haben ausreichend Mut, dann steht dem Tauchbad als letzter Abkühlung nichts mehr im Wege! Hohen Blutdruck sollten Sie allerdings keinen haben, denn sonst kann die Abkühlung für Sie nachteilige Effekte haben. Steigen Sie langsam in das Becken mit dem kalten Wasser, am besten feuchten Sie zunächst einmal Arme, Hals und Gesicht an. Anschließend tauchen Sie vollständig unter, auch mit dem Kopf. Zehn Sekunden reichen völlig aus, länger als 15 Sekunden sollten Sie aber nicht im Tauchbecken bleiben. Wem das jedoch zu kalt ist, der lässt es sein, und kühlt sich auf eine andere Art ab.

Der Pool ist kein Tauchbecken

In einer großen Wellnessanlage mit Schwimmbad könnten Sie leicht auf den Gedanken kommen, das Tauchbecken mit dem Pool zu vertauschen. Lassen Sie das besser bleiben, denn durch das warme Wasser kann Ihr Körper nicht richtig abkühlen. Zudem ginge Ihnen der positive Effekt verloren, den das Saunabad durch den Wechsel von heiß und kalt auf die Gefäße ausübt. Auch die richtige Erfrischung würde Ihnen fehlen.

Warme Fußbäder

Auch wenn es paradox klingen mag: Warme Fußbäder können die Abkühlphase unterstützen und helfen, die Körpertemperatur wieder zu normalisieren. Probieren Sie es aus, es funktioniert! Zudem trainieren Sie die Gefäße zusätzlich. Warme Fußbäder sollten Sie nach jeder Kaltwasseranwendung nehmen! Das Bad sollte etwa 40 °C haben und bis zu den Knöcheln reichen, dann ist es am angenehmsten. Der Effekt beruht auf einem einfachen Prinzip: Durch die Abkühlungsphase verengen sich die Blutgefäße. So verhindert der Körper auszukühlen. Mit dem warmen Fußbad steuert man dem entgegen, und die Gefäße weiten sich wieder, sodass die Abkühlung weiter fortschreiten kann. Zwar würden die Gefäße das mit der Zeit auch ohne Fußbad tun, aber es ist eine prima Möglichkeit, den Vorgang zu unterstützen.

Trockenbürstenmassage

Einen ähnlichen Effekt wie die warmen Fußbäder hat die Massage mit einer trockenen Bürste. Massieren Sie damit Ihre Haut so lange, bis sie leicht gerötet ist. So werden ebenfalls die Blutgefäße weit und die Haut besser durchblutet. Außer einer Bürste können Sie genauso gut einen Luffa-Handschuh verwenden. Beginnen Sie immer herzfern, und arbeiten Sie sich dann langsam bis zur Herzgegend vor. Als Nebeneffekt bekommen Sie eine herrlich zarte Haut. Diese Massage können Sie übrigens auch wunderbar einsetzen, wenn es in der Sauna mit dem Schwitzen nicht so richtig klappen will!

Wasserspiele

Im Nassraum steht Ihnen eine Reihe von Kaltwasseranwendungen zur Verfügung, mit denen Sie sich abkühlen können. Probieren Sie einfach aus, was Ihnen am besten gefällt!

Kneippschlauch

Der Kneippschlauch sieht aus wie ein gewöhnlicher Gartenschlauch und ist im Prinzip auch nichts anderes. Das Wasser fließt ohne Druck aus ihm heraus, sodass es sich gleichmäßig über den ganzen Körper verteilen kann und diesen so abkühlt. Sie können auch gezielt bestimmte Körperpartien wie Arme oder Beine mit dem Kneippschlauch kühlen.

Schwallbrause

Einen recht gewaltigen Kältereiz bietet die Schwallbrause. Von oben ergießt sich aus einem länglichen Auslauf ein breit gefächerter Wasserstrahl, der sich allerdings etwas schwieriger gezielt auf Körperpartien richten lässt. Dennoch ist es möglich. Beginnen Sie auch hier mit Armen und Beinen, bevor Sie Ihren ganzen Körper dem Strahl preisgeben. Einige Sekunden reichen in der Regel völlig aus.

Kübeldusche

Ein Eimer ist hier an der Wand der Duschkabine so angebracht, dass er über dem Kopf ist. Mit einer Kette kann man den Eimer in Kippstellung ziehen, und ein Schwall Wasser ergießt sich über den Körper. Die Wirkung ist ähnlich wie bei der Schwallbrause.

Eckbrause

Mehrere Duschen befinden sich seitlich angebracht in verschiedenen Höhen und kühlen Sie mit sanftem Strahl von zwei Seiten – die sanfteste Art der Kaltwasseranwendungen.

Sanftes Ruhen

Nach all den Wasserspielen und einer ausreichenden Abkühlung können Sie es sich im Ruheraum gemütlich machen. In einen warmen Bademantel gekuschelt, und mit einem guten Buch in der Hand lässt es sich noch einmal so richtig gut entspannen, bevor der nächste Saunagang ansteht. Gehören Sie zu den aktiveren Naturen, können Sie aber auch gleich nach der Abkühlphase den nächsten Gang anschließen. Noch einmal zur Erinnerung: Mehr als insgesamt drei Saunagänge bringen keinen zusätzlichen Effekt.

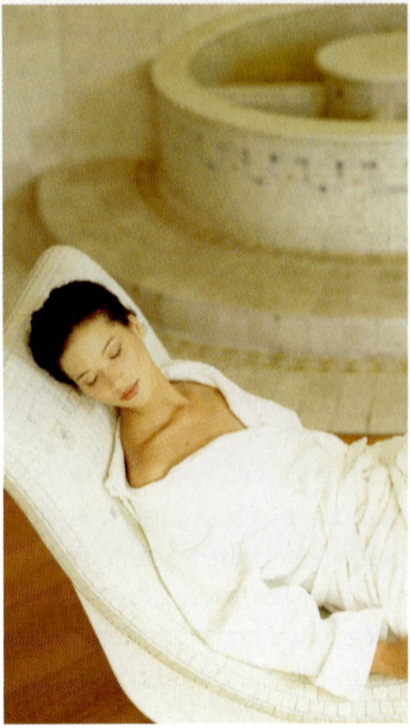

Massage und Solarium

Die Ruhephase ist auch ein günstiger Zeitpunkt für eine Massage. Die Muskulatur ist vorgelockert und die Haut gut durchblutet, beste Voraussetzungen also. Durch die Massage wird die Durchblutung noch einmal zusätzlich gefördert und Stoffwechselschlacken mobilisiert, die dann beim nächsten Saunagang ausgeschwitzt werden können. Ein Gang ins Solarium ist nicht unbedingt zu empfehlen, da die oberste Hautschicht durch das Saunabad aufgeweicht ist und so gegen UV-Strahlen kein optimaler Schutz mehr besteht. Warten Sie mit der Sonnenbank lieber einige Tage nach der Sauna ab!

Prost!

Nach der Sauna ist es auch an der Zeit, die Flüssigkeitsreserven wieder aufzufüllen. Es ist sinnvoller, dies nicht während der Schwitzphase zu tun, da der Körper so Schlackenstoffe besser ausschwitzen kann. Wer aber zwischen den Saunagängen starken Durst verspürt, kann trotzdem etwas trinken, ohne Nachteile befürchten zu müssen. Nach dem letzten Saunagang können Sie dann endlich nach Lust und Laune zugreifen und Ihren Durst stillen. Mineralwasser oder Frucht- und Gemüsesaftschorlen sind die geeigneten Durstlöscher, ebenso ungesüßte Kräuter- und Früchtetees. Wie viel Sie an Flüssigkeit verloren haben, können Sie leicht auf der Waage überprüfen. Alkohol sollten Sie nach der Sauna auf alle Fälle meiden!

Der Saunagang auf einen Blick

Vorbereitung:

- Auskleiden und Toilettengang
- Gründliche Reinigungsdusche (gut abtrocknen!)

Schwitzphase:

- Zügig in die Kabine gehen und aufs Saunatuch setzen
- Am besten mittlere Bank benutzen, bevorzugt liegen
- 8–12 Minuten schwitzen, später bis 15 Minuten
- 2–13 Minuten vor dem Ende aufsetzen

Abkühlphase:

- Soll etwa genauso lange dauern wie Schwitzphase, eher etwas länger
- Zuerst an die frische Luft
- Lieber kurz und heftig als lange und lau
- Fußbad zur Unterstützung

Ruhe:
- Nach der Abkühlung 15–30 Minuten ruhen
- Eventuell Massage

Zum Schluss:
- Ausreichend trinken
- Ankleiden

Tabus in der Sauna

Vorher:
- Gestresst und abgehetzt in die Sauna gehen
- Hungrig oder mit vollem Bauch baden
- Alkohol vor der Sauna
- Nicht richtig abtrocknen
- Kalte Dusche zuvor

Im Schwitzkasten:
- Badekleidung, vor allem Synthetik
- Schmuck und Metallteile tragen
- Kein Saunahandtuch benutzen
- Auf der unteren Bank lange schwitzen
- Mehr als 15 Minuten schwitzen
- Mehr als drei Saunagänge
- Lebhaft diskutieren, Turnübungen

Danach:
- Vor dem Abkühlen warm duschen
- Frische Luft auslassen
- Ungeduscht ins Tauchbecken
- Schwimmbad statt Abkühlung
- Harter Wasserstrahl bei der Abkühlung
- Warmes Fußbad auslassen
- Unbekleidet in die Ruhephase
- Nicht ausreichend trinken

Tipps für Saunaeinsteiger

Besonders als Saunaanfänger steht man häufig vor vielen Fragen und weiß nicht so recht, wie man sich in der Sauna am besten und vor allem richtig verhält. Manch einer kann da leicht ein wenig ratlos werden. Trösten Sie sich: Alle haben irgendwann einmal mit dem Saunabaden angefangen, und es ist noch kein Meister vom Himmel gefallen. Gut beraten sind Sie, wenn Sie sich am Anfang an einen „alten Hasen" halten, der Sie in die Kunst des Schwitzens einführen kann. Vergessen Sie dabei aber nie, auf Ihren eigenen Körper zu hören, und machen Sie vor allem nichts, wonach Ihnen nicht ist. Ihr Körper gibt meist die verlässlichste Auskunft! Schließlich sollen Sie sich nach der Sauna wohl und nicht wie gerädert fühlen. Wahrscheinlich werden Sie auch den einen oder anderen gut gemeinten Ratschlag erhalten, der nicht unbedingt das gelbe vom Ei ist. Entscheiden Sie, was Ihnen gut tut, und was nicht. Denn auch in der Sauna wird manches falsch gemacht, was Sie nicht unbedingt nachahmen sollten (siehe auch „Tabus“ in der Sauna).

Richtig schwitzen will gelernt sein

Möglicherweise sind Sie anfangs ein wenig frustriert, weil Sie nicht gleich ordentlich zu schwitzen anfangen. Seien Sie unbesorgt, manche Menschen haben einfach eine längere Anlaufphase, und nicht jeder Körper schaltet gleich auf maximalen Schweißfluss. Auch die Kunst des Schwitzens will gelernt sein! Manch einem hilft hier ein warmes Fußbad, bevor (!) man in den Schwitzkasten geht, denn dadurch werden die Hautgefäße erweitert. Auch eine Trockenbürstenmassage, bei der man sich bürstet, bis die Haut leicht gerötet ist, hat einen ähnlichen Effekt. Denken Sie aber ebenfalls an den verdunsteten Schweiß, der zwar Ihren Körper kühlt, aber nicht sichtbar ist. Nach sechs bis acht Saunabädern wird sich auch Ihr Körper auf die neue Situation eingestellt haben.

Keine Angst!

Vor der großen Hitze brauchen Sie keine Angst zu haben, etwa wegen Ihres Herzens. Sogar Menschen, die schon einen Herzinfarkt hinter sich haben, können ohne Schaden in die Sauna gehen. Außerdem ist es nicht die Hitze, sondern die Länge des Bades, die das Herz belastet. Deswegen gilt: lieber kurz und heftig. Schwitzen Sie lieber eine kürzere Zeit auf der mittleren oder oberen Bank anstatt länger auf der unteren. Das ist für Herz und Kreislauf am schonendsten, und Sie müssen sich keine Sorgen machen. Acht bis zwölf Minuten sind in Ordnung; kürzer als acht Minuten sollten Sie aber nicht bleiben, da Sie sonst nicht ausreichend durchwärmt sind. Um Ihren Kreislauf nicht unnötig zu strapazieren, sollten Sie während des Saunierens allerdings auf hitzige Diskussionen oder gar anstrengende Gymnastikübungen verzichten.

Kühles Wasser für Hitzköpfe

Überhaupt ist Angst in der Sauna fehl am Platze, denn Sie wollen sich ja erholen und entspannen, also sollen Sie auch nicht verkrampft und angespannt die Saunakabine betreten. Zudem treibt Angst die Herzfrequenz in die Höhe, mitunter entsteht so leicht ein Selbstläufer. Angst ist in der Sauna wirklich unbegründet. Haben Sie ein unangenehm heißes Gefühl im Gesicht, wenn Sie die Schwitzkabine betreten, so hilft es meist, wenn Sie sich zuvor Hals und Gesicht ein wenig mit kaltem Wasser benetzen. Mit ein bisschen Saunaerfahrung vergeht aber auch das.

Abkühlen nicht vergessen!

Vergessen Sie nach dem Schwitzen die Abkühlung nicht! Beginnen Sie stets an der frischen Luft, denn Ihr Körper braucht nach der Schwitzkabine reichlich Sauerstoff, den er im Freien auch ausreichend bekommt. Zudem werden die Atemwege schonend gekühlt. Vor einer Erkältung brauchen Sie sich nicht fürchten – auch nicht dann, wenn es draußen schneit. Ihr Körper ist stark überwärmt und muss diese Wärme wieder loswerden. Ganz wichtig ist es, sich ausreichend abzukühlen, um nach der Sauna – besonders im Winter – nicht draußen nachzuschwitzen. Auch Ihre Haare sollten Sie unbedingt mit einem elektrischen Föhn ordentlich trocknen.

Kaltes Wasser ist gewöhnungsbedürftig!

Das kalte Wasser könnte Ihnen anfangs unter Umständen ebenfalls Probleme bereiten. Fangen Sie in diesem Fall ausnahmsweise etwas wärmer an, jedoch nicht so warm wie bei der Reinigungsdusche. Machen Sie dann etwas kälter weiter, zunächst mit Händen und Füßen, dann mit Armen und Beinen, dem Gesicht, und kühlen Sie schließlich nach und nach den ganzen Körper. An die Kaltwasseranwendungen muss man sich erst gewöhnen, aber auch das kommt mit der Zeit! Vielleicht schaffen Sie es sogar eines Tages, sich im Tauchbecken zu kühlen. Das muss aber nicht unbedingt sein!

Gutes Gefäßtraining

Die Abkühlung ist genauso wichtig wie die Schwitzphase, denn durch den Wechsel von heiß und

Auf einen Blick: Tipps für Sauna-Einsteiger

- Hören Sie auf Ihren Körper und tun Sie nichts, wobei Sie sich nicht wohlfühlen.
- Machen Sie sich keine Sorgen, wenn Sie nicht sofort richtig schwitzen.
- Warme Fußbäder und Trockenbürstenmassagen helfen hier meist.
- Angst in der Sauna ist völlig unbegründet und fehl am Platze.
- Kurz und kräftig schwitzen ist besser als lange und lau (etwa 8-10 Minuten auf der mittleren Bank).
- Gesicht und Hals mit kaltem Wasser benetzen, wenn Ihnen die heiße Luft anfangs unangenehm ist.
- Abkühlung nicht vergessen, zuerst an der frischen Luft.
- Auch Abkühlen will gelernt sein, daher langsam und vorsichtig beginnen.
- Warme Fußbäder nach den Kaltwasseranwendungen.
- Bei Bedenken oder gesundheitlichen Problemen den Hausarzt fragen.

kalt werden Ihre Gefäße gut trainiert, die sich im Wechsel erweitern und zusammenziehen. Vergessen Sie auch nicht die warmen Fußbäder nach den Kaltwasseranwendungen, um so die Abkühlphase noch zusätzlich zu unterstützen und die Gefäße weiter zu trainieren. Und denken Sie immer daran: Mit der Zeit klappt alles wie von selbst! Sollten Sie sich dennoch nicht sicher sein und Bedenken we-gen Ihres Gesundheitszustandes oder wegen einer tatsächlichen Erkrankung haben, lassen Sie sich bitte ausgiebig von Ihrem Hausarzt beraten!

Für Frauen

Es spricht nichts dagegen, während Ihrer Menstruation ein Saunabad zu nehmen. Einzig und alleine Sie selbst entscheiden, ob es Ihnen gut tut oder nicht. Möglicherweise werden sogar Periodenbeschwerden dadurch gelindert. Achten Sie darauf, wie Ihr Körper reagiert! Aus hygienischen Gründen kommen während der Periodenblutung in der Sauna natürlich nur Tampons infrage.

Wie oft und wie lange in die Sauna?

Regelmäßig baden

Sauna macht Spaß und entspannt, doch wie oft soll man sich dieses Vergnügen gönnen? Grundsätzlich gilt, dass die vielen positiven Effekte, die die Sauna auf Gesundheit und Wohlbefinden ausübt, nicht von einem einzelnen Schwitzbad kommen, sondern nur durch regelmäßige Saunabesuche zu erzielen sind.

Einmal in der Woche

Die meisten Saunafreunde baden daher einmal in der Woche. Machen Sie es genauso, und planen Sie einen festen Saunatag in der Woche ein! Die Wirkungen eines Bades halten etwa für diese Zeit vor, sodass Sie bei einem Gang pro Woche den bestmöglichen Nutzen erzielen können. Die Blutgefäße reagieren dann besser auf die Abkühlung, und das Immunsystem ist gewappnet gegen allerlei Viren und Bakterien. Dass regelmäßige Saunagänger nur sehr selten einen Schnupfen oder eine Erkältung bekommen, ist mittlerweile allgemein bekannt.

Öfter geht auch

Einige Menschen gehen aber auch öfter als einmal wöchentlich in die Sauna. Es gibt keine feste Regel, wie oft man saunieren darf. Manche Finnen badeten früher täglich, vor allem die Bauern während der Ernte. Auch heute gibt es noch Menschen, die sich den täglichen Gang in den Schwitzkasten gönnen. Das Schöne an der Sauna ist, dass es nach oben keine feste Grenze gibt und Sie das Baden eigentlich nicht übertreiben können, zumindest aber keine ernsthaften Gesundheitsprobleme erwarten müssen, denn die Sauna ist völlig harmlos und ungefährlich.

Zu viel ist zwecklos

Meist merken Sie aber selbst, wenn die Steigerung der Badehäufigkeit keinen Gewinn mehr bringt, denn Sie werden unter Umständen schon während des Saunabades sehr müde. Übertreiben Sie es weiterhin, dann wird es zwar nicht unbedingt zu Gesundheitsschäden kommen, aber die positiven Effekte des Schwitzbades werden schwinden oder eventuell sogar ins Gegenteil verkehrt. So können

sich beispielsweise Nervosität, Unausgeglichenheit oder Gereiztheit breit machen.
Wie gesagt, bei einem Schwitzbad in der Woche ist der Nutzen am größten, und die positiven Effekte halten die ganze Zeit über vor. Öfter ist erlaubt, aber nicht unbedingt notwendig. Nur übertreiben sollten Sie es besser nicht. Am besten hören Sie auch hier auf Ihren Körper, denn der sagt Ihnen schon, was ihm gut tut.

Zwei bis drei Gänge pro Bad

Pro Besuch im Schwitzbad sollten Sie zwei bis drei Saunagänge durchführen, das heißt, zwei bis dreimal den Wechsel zwischen heiß und kalt vollziehen. Anfängern genügen meist zwei solcher Gänge. Wichtig ist es, sich nach der Schwitzphase vollständig abzukühlen, bevor es auf ein Neues in die Saunakabine geht. Fünf Minuten im Schwitzkasten reichen nicht! Um sich richtig durchzuwärmen sind acht Minuten auf der mittleren Bank ein Minimum, es dürfen aber durchaus auch zwölf Minuten sein, bei geübten Saunagängern auch eine Viertelstunde. Länger sollten Sie aber nicht bleiben. Die anschließende Abkühlphase sollte mindestens genauso lang wie die Schwitzphase sein, eher jedoch etwas länger. Waren Sie zwischen acht und zwölf Minuten in der Saunakabine, dann sollten Sie sich am besten zehn bis fünfzehn Minuten abkühlen. Auch Ruhepausen tragen hervorragend zur Entspannung bei. Für einen ordent-

Sauna – wie oft und wie lange?

- Nur regelmäßiges Baden bringt die gewünschte Wirkung.
- Einmal pro Woche ist optimal, die Effekte halten so lange vor.
- Öfter ist erlaubt, es gibt keine feste Grenze.
- Auf den Körper hören!
- Pro Saunabesuch zwei bis drei Gänge.
- Pro Gang 8-12 Minuten schwitzen (Minimum 8 Minuten).
- 5 Minuten abkühlen.
- Eventuell Ruhephase.
- Für einen Saunabesuch 2-3 Stunden einplanen.

lich durchgeführten Saunabesuch sollten Sie also mindestens zwei, eher sogar drei Stunden Zeit einplanen!

Sauna für Sportler

Erholung für den Muskel

Es ist weniger die Erhöhung der Ausdauer als vielmehr die Verbesserung der Regenerationsfähigkeit, die die Sauna für Sportler so wertvoll macht. Letztendlich kommt das aber wieder der Leistungsfähigkeit zugute. Durch Sport jeglicher Art verbraucht der Körper Sauerstoff, um Energie bereitstellen zu können. Man bezeichnet dies als aerobe Energiegewinnung. Steigt die Leistung über eine gewisse Grenze an, reicht der Sauerstoff unter Umständen nicht mehr aus, und der Körper muss sich einen anderen Weg suchen, um Energie zu gewinnen. Das ist abhängig vom Trainingszustand und tritt bei gut Trainierten nur bei Extremleistungen oder Dauerbelastungen auf, bei Untrainierten aber schon früher. Der Körper gewinnt seine Energie dann anaerob, also ohne Sauerstoff. Der Nachteil: Es sammelt sich Milchsäure (Laktat) an, die den Muskel übersäuert und so zum gefürchteten schmerzhaften Muskelkater führt.

Muskelkater ade

Hier hat die Sauna ihren großen Pluspunkt: Da die Durchblutung der Muskulatur stark erhöht ist, wird die Milchsäure schneller abtransportiert und ausgeschwemmt, wie auch die anderen Schlackenstoffe. Die Muskulatur wird schneller regeneriert, der Muskelkater verschwindet rascher. Eine andere Möglichkeit, einen Muskelkater zu bekommen, sind mikrofeine Verletzungen der Muskelfasern. Auch hier leistet die Sauna gute Dienste und fördert Heilung und Regeneration.

Mehr Puste

Die Sauna kann aber noch mehr: Der regelmäßige Gang in die Schwitzkabine steigert die Lungenkapazität, auch Vitalkapazität genannt. Das ist das Volumen, welches Sie nach einer vollständigen Ausatmung maximal einatmen können. Bis zu 15 Prozent kann diese Steigerung immerhin betragen! Besonders

Ausdauersportler, also beispielsweise Schwimmer, Jogger und Radfahrer, profitieren davon.

Wichtig: die richtige Reihenfolge

Auch von der allgemeinen Abhärtung profitieren Sportler natürlich. Um jedoch in den vollen Genuss der positiven Saunawirkungen zu kommen, gilt es die richtige Reihenfolge zu beachten: erst der Sport und dann die Sauna. Vermutlich würden Sie aber nach dem Schwitzbad sowieso keine Lust mehr auf sportliche Aktivitäten verspüren, da Sie müde sind. Es wäre aber auch nicht besonders förderlich für Ihren Körper, da das Schwitzbad und der Wechsel von heiß und kalt den Kreislauf etwas belasten.

Der Puls braucht eine Pause

Nach dem Sport sollten Sie mit dem Saunagang zumindest solange warten, bis sich Ihre Pulsfrequenz wieder normalisiert hat; ansonsten könnte es sein, dass Herz und Kreislauf zu stark beansprucht werden. Untersuchungen konnten zeigen, dass auch ein normales Saunabad die Herzbelastung unverhältnismäßig steigert, wenn nach sportlichen Aktivitäten der Kreislauf noch nicht ausreichend zur Ruhe gekommen ist. Ein Schwitzbad direkt im Anschluss an ein Tennis- oder Squashmatch ist also keineswegs zu empfehlen. Gönnen Sie sich mindestens eine halbe Stunde Pause, bevor Sie die Sauna aufsuchen. Am besten kontrollieren Sie Ihren Puls, der je nach Trainingszustand zwischen 60 und 80 Schlägen pro Minute liegen sollte.

Trinken nicht vergessen!

Haben Sie während des Sportes viel geschwitzt und somit reichlich Flüssigkeit verloren, sollten Sie diese vor der Sauna wieder auffüllen, um keine Kreislaufprobleme zu bekommen. Auch hier sind natürlich Mineralwasser, Fruchtsaftschorlen oder verdünnte Gemüsesäfte am besten geeignet.

Vorsicht bei Verletzungen

Vor einem Wettkampf sollte der letzte Saunabesuch mindestens einen Tag zurückliegen. Die gleiche Frist gilt umgekehrt, wenn Sie sich beim Sport leichte Verletzungen zugezogen haben:

Hier müssen Sie ebenfalls einen Tag warten, bevor Sie sich ein Schwitzbad gönnen. Bei größeren Verletzungen ist die Sauna tabu! Ist es zu Blutergüssen oder Schwellungen gekommen, kann es nämlich sein, dass durch die stark gesteigerte Durchblutung eine schon zur Ruhe gekommene Gefäßverletzung wieder zu bluten anfängt. Besonders im Bereich von Gelenken kann das gefährlich werden und zu dauerhaften Schäden führen, denn durch Einblutungen können die Gelenke zerstört werden. Ist eine Schwellung beeits abgeklungen, spricht nichts gegen das Schwitzbad, im Gegenteil: Die Regeneration und Heilung wird sogar gefördert.

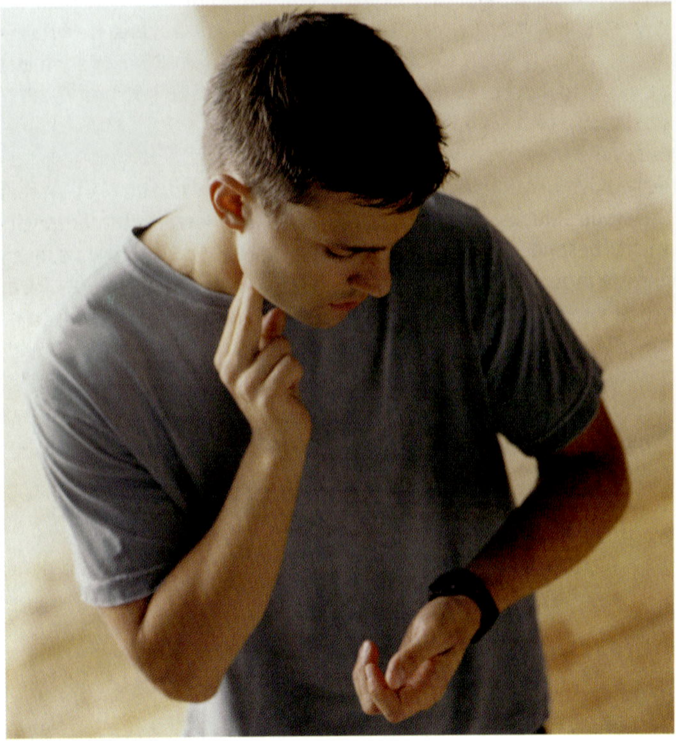

Auf einen Blick: Sauna und Sport

- Regenerationsfähigkeit wird verbessert.
- Muskelkater verschwindet rascher.
- Lungenkapazität steigt.
- Wichtig: Erst Sport, dann Sauna.
- Herzfrequenz muss vor der Sauna wieder normal sein.
- Flüssigkeitsverluste (Schwitzen!) ausgleichen.
- Zwischen Sauna und Wettkampf mindestens einen Tag Pause.
- Vorsicht bei Verletzungen.

Der Körper und die Hitze

Wärmehaushalt

Konstante Körpertemperatur

Die Sauna stellt für den menschlichen Körper einen außerordentlichen Wärmereiz dar. Im Gegensatz zu manchen wechselwarmen Tieren, die beispielsweise in eine Kältestarre verfallen und ihre Körpertemperatur ändern können, ist der Mensch als gleich warmes Lebewesen auf eine konstante Körpertemperatur angewiesen. Zu diesem Zweck gibt es eine Reihe von Regulationsmechanismen, die dafür sorgen, dass die Temperatur im Körperinneren, wo sich lebenswichtige Organe wie Herz, Nieren oder Leber befinden, immer gleich bleibend bei 37 °C liegt. Steigt sie darüber hinaus an, spricht man von Fieber. Haut und Extremitäten, also Arme und Beine, haben meist eine tiefere Temperatur als dieser Körperkern, etwa um 30 °C. Die Regulationszentrale für die Körpertemperatur sitzt im Zwischenhirn, und von dort aus wird starken Wärme- oder Kältereizen entgegengewirkt. Im Wesentlichen stehen dafür zwei Wege zu Verfügung: die Blutgefäße der Haut und die Schweißdrüsen.

Blut und Schweiß

Bei Kälte ist der Körper darauf angewiesen, seine eigene Wär-

Menschen sind im Gegensatz zu manchen Tieren auf eine konstante Körpertemperatur angewiesen, die 37 °C beträgt. Bei einer höheren Temperatur spricht man von Übertemperatur bzw. Fieber.

me möglichst konstant zu halten. Die Blutgefäße in der Haut, dem wichtigsten Organ für die Temperaturregulation, verengen sich. So wird die Haut (und in einem gewissen Maße auch die Muskulatur) geringer durchblutet, sodass kaum Körperwärme verloren geht. Als Folge davon bleibt die Körpertemperatur konstant.
Anders bei großer Hitze. Hier muss der Körper versuchen, überschüssige Wärme loszuwerden. Also schlägt er genau den gegenteiligen Weg ein: Er stellt die Blutgefäße der Haut weit und darüber hinaus werden zusätzlich noch Blutreserven aus dem Körper mobilisiert.
Die Hautdurchblutung steigt auf diese Weise stark an, und Wärme kann über die Haut abgegeben werden.
Das alleine reicht häufig noch nicht aus, sodass mit den Schweißdrüsen ein zusätzlicher Weg beschritten wird. Sie geben Flüssigkeit auf die Körperoberfläche ab, die verdunstet und so für Kühlung sorgt: den Schweiß. Die Sauna dreht also das natürliche Temperaturgefälle im Körper einfach um. Normalerweise findet ein Wärmetransport vom warmen Körperkern zur kühleren Umgebung statt, in der Schwitzkabine läuft der Wärmefluss von der heißen Umgebung zu dem im Gegensatz dazu nun etwas kühleren Körperkern.

Unser Körper wurde von der Natur bestens dafür ausgestattet, mit so starken Temperaturunterschieden, wie sie in der Sauna zu bewältigen sind, zurechtzukommen. Unterstützen Sie ihn trotzdem dabei, indem Sie alle Vorsichts- und Verhaltensmaßregeln möglichst genau einhalten.

Bei großer Hitze hat der Körper zwei Möglichkeiten sich zu schützen: Über eine erhöhte Hautdurchblutung kann er Körperwärme abgeben. Außerdem kann er über die Schweißdrüsen Flüssigkeit ausschwitzen. Verdunstet diese, so wird der Körper ebenfalls gekühlt. In der Sauna wird so die Körpertemperatur im Wesentlichen konstant gehalten.

Heiße Haut – kühler Kern

In der Sauna sind die Schweißdrüsen am rotieren und der Schweißfluss läuft auf Hochtouren. Auch die Gefäße der Haut fahren die Durchblutung bis zum Anschlag hoch, sodass die Kerntemperatur des Körpers im Wesentlichen konstant bleibt. Die zirkulierende Blutmenge nimmt zu, und das Blut fließt schneller, die Herzfrequenz steigt etwa um die Hälfte an. Durch den Hitzereiz geht die Temperatur der Haut in der Sauna von etwa 30 °C vor dem Bad auf rund 40 °C hoch oder sogar noch ein wenig mehr. Die Temperatur im Körperinneren steigt dabei aber nur zwischen einem halben und eineinhalb Grad an, ändert sich also nicht allzu sehr. Durch diese milde Temperaturerhöhung intensivieren sich Stoffwechselvorgänge und die Zellfunktion. In der Abkühlphase normalisiert sich die Körperwärme wieder völlig.

Die Hauttemperatur, die normalerweise bei 30 °C liegt, steigt in der Saunakabine um etwa 10 °C an, die Körperkerntemperatur dagegen nur um 1–1,5 °C!

Brennende Hitze

An Körperstellen, an denen von Natur aus wenig Schweißdrüsen sind, etwa an den Schienbeinen, kann die Haut leicht unangenehm zu brennen anfangen, weil der Hitzereiz zu stark wird. Sie können leicht abhelfen, indem Sie Schweiß von anderen Körperpartien mit der Hand dorthin verteilen und so auch diese Hautstellen ausreichend kühlen.

Gänsehaut trotz Hitze?

Einige Menschen bekommen eine Gänsehaut, sobald sie die Schwitzkabine betreten, und wundern sich verständlicherweise darüber. Denn normalerweise tritt die Gänsehaut auf, wenn man friert und nicht in der Gluthitze einer Sauna. Wenn Ihnen einmal so etwas passiert, müssen Sie sich keine Gedanken machen, ob irgendetwas mit Ihnen nicht in Ordnung ist, denn die Erklärung dieses Phänomens ist ebenso einfach wie verblüffend: Damit wir Temperaturen wahrnehmen können, gibt es in unserer Haut bestimmte Sinneszellen, Rezeptoren genannt, und zwar verschiedene für warm und kalt. Die Zahl der Kälterezeptoren übersteigt jedoch die der Wärmerezeptoren um ein Vielfaches. Beim Betreten der Sauna kann es nun zu einer paradoxen Reaktion kommen: Auf die Vielzahl der Kälterezeptoren trifft ein sehr starker Reiz, nämlich die heiße Luft. Der wird zunächst falsch eingeordnet und mit einer Reaktion beantwortet, die eigentlich für die Kälte gedacht ist. Das Ganze ist völlig harmlos, und nach einer Weile geht es wieder vorüber, denn der Körper ordnet die Reize nun richtig ein.

Durch Fehlinterpretation des starken Hitzereizes durch das Gehirn kann es passieren, dass man beim Betreten der Schwitzkabine eine Gänsehaut bekommt. Das ist völlig harmlos und verschwindet rasch wieder!

Gesunde Gefäße

Nachdem die Körpertemperatur während der Schwitzphase ein wenig angestiegen ist, normalisiert sie sich wieder bei der Abkühlung. Durch den Kältereiz verengen sich die Blutgefäße mit der Zeit und beugen so einem zu großen Wärmeverlust vor. Gerade dieses Wechselspiel zwischen Wärme und Kälte ist es, was die Gefäße reizt und trainiert und so wesentlich zu deren Gesundheit beiträgt. Die ist außerordentlich wichtig, denn Gefäßkrankheiten und deren Folgen bis hin zu Herzinfarkt und Schlaganfall sind immer noch die häufigste Todesursache in der westlichen Welt. So hilft die Sauna, die Gefäße und damit den ganzen Körper gesund zu erhalten und diesen Krankheiten vorzubeugen. Schwitzen alleine ist natürlich nicht ausreichend, denn andere Dinge wie Rauchen, hoher Blutdruck, erhöhte Blutfette oder Diabetes schädigen die Gefäße ebenfalls, und auch auf diese Risikofaktoren sollten Sie achten.

Zusätzliches Gefäßtraining

Während der Kaltwasseranwendungen können Sie die Abkühlung beschleunigen und außerdem Ihre Gefäße noch einmal zusätzlich trainieren, indem Sie warme Fußbäder nehmen. Der Effekt ist einfach: Wegen des kalten Wassers verengen sich die Blutgefäße der Haut wieder, um den Körper vor allzu starkem Wärmeverlust zu schützen. Die Abkühlung verlangsamt sich.

Durch das warme Fußbad bekommt der Körper wieder einen Wärmereiz, die Blutgefäße erweitern sich abermals, sodass überschüssige Wärme weiter abgegeben werden kann und die Abkühlung fortschreitet. Dieser Reiz ist nicht nur auf die Füße beschränkt, sondern breitet sich von dort über den ganzen Körper aus. Etwa fünf bis zehn Minuten sollte ein solches Fußbad dauern, Sie können es immer nach einer Kaltwasseranwendung wiederholen.

Nehmen Sie nach jeder Kaltwasseranwendung ein warmes Fußbad! Sie unterstützen so die Abkühlung und trainieren gleichzeitig Ihre Blutgefäße noch einmal zusätzlich.

Marmorierte Haut

Manche Saunagänger können während der Abkühlungsphase und auch bei den Fußbädern beobachten, dass ihre Haut und vor allem die der Oberschenkel ein seltsam marmoriertes Muster mit rötlichen und blaugrauen Flecken nebeneinander annimmt. Dies ist völlig harmlos und zeigt lediglich an, dass sich die Blutgefäße nicht alle in demselben Entspannungs- oder Anspannungszustand befinden. Die stärker durchbluteten Gebiete mit weit gestellten Gefäßen sind rötlich, die weniger durchbluteten aufgrund der eng gestellten Gefäße graublau. Nach einiger Zeit verschwindet dieses Muster wieder von selbst. Sollte solch eine Marmorierung wider erwarten einmal bestehen bleiben, so kann das auf eine krankhafte Durchblutungsstörung hindeuten und sollte von einem Arzt abgeklärt werden.

Ist Ihre Haut in der Abkühlphase rötlich und bläulich grau gemustert, deutet das darauf hin, dass nicht alle Hautgebiete gleich stark durchblutet sind. Das liegt daran, dass manche Blutgefäße eng und manche weit gestellt sind. Diese harmlose Marmorierung verschwindet nach einiger Zeit wieder.

Gefahr durch Hitzschlag?

Immer wieder hört man im Sommer von Menschen, die einen Hitzschlag erlitten haben, und das bei Temperaturen um die 30 °C.

Nun herrschen aber in der Schwitzkabine mit bis zu 100 °C weitaus höhere Hitzegrade, wäre da ein Hitzschlag nicht die unausweichliche Folge? Diese Frage kann man mit einem ganz klaren Nein beantworten. Der Hitzschlag beruht auf einer lange anhaltenden Überwärmung des Körpers mit einem daraus resultierenden Wärmestau, der einen Temperaturausgleich verhindert. In der Sauna ist man jedoch nackt, sodass keine Kleider die Wärmeabgabe behindern können. Der Körper gerät ins Schwitzen und kann seine Temperatur ausreichend regulieren. Abgesehen davon ist die geringe Aufenthaltszeit von maximal einer viertel Stunde zu kurz, um einen Hitzestau zu entwickeln. Es besteht also bei einem vernünftigen Gebrauch der Sauna diesbezüglich keinerlei Gefahr.

Da Sie in der Sauna unbekleidet sind und sich nur relativ kurze Zeit darin aufhalten, müssen Sie keine Angst vor einem Hitzschlag haben!

Gefahrenquelle Leichtsinn

Allerdings passiert es ab und zu, dass Menschen einen regelrechten Missbrauch mit der Sauna treiben, und dann kann es gefährlich werden. Sportler, bei denen unter Wettkampfbedingungen das Körpergewicht eine Rolle spielt, sind manchmal geneigt, durch den Gang in die Sauna Gewicht gut zu machen. Das ist nicht der Sinn der Sache und kann gewaltig ins Auge gehen, ja sogar fatal enden. Tragisch ging der Fall eines englischen Jockeys aus, der aus eben diesem Grund über zwei Stunden in der Schwitzkabine blieb, nachdem er zuvor schon durch entwässernde Medikamente seinem Körper Flüssigkeit entzogen hatte; er musste diesen Leichtsinn mit dem Leben bezahlen. Manchmal ist bei ernsthaften Zwischenfällen auch Alkohol mit im Spiel, der in der Sauna nichts verloren hat. Vor solchen Praktiken ist daher dringend zu warnen! Hält man sich jedoch an die Regeln, kann man sorglos in die Sauna gehen, denn das Bad ist völlig ungefährlich und zu einem Hitzschlag kann es bei ordnungsgemäßem Gebrauch nicht kommen.

Kein falscher Ehrgeiz in der Sauna! Bleiben Sie nicht länger als 15 Minuten in der Kabine. Die Sauna ist nicht dazu da, dass Wettkampfsportler bestimmter Sportarten Gewicht verlieren; so kam es schon zu schlimmen Zwischenfällen. Auch Alkohol hat in der Sauna nichts verloren!

Wenn der Schweiß nicht fließen will

Manch einer könnte anfangs schier verzweifeln: Es will und will mit dem Schwitzen nicht so recht klappen. In der Regel liegt das daran, dass die Schweißdrüsen nicht richtig im Schwitzen geübt sind. Auch eine gute Reaktion der Blutgefäße in der Haut ist eine wichtige Voraussetzung, um ordentlich ins Schwitzen kommen zu können. Bei vielen Menschen ist der Konsum von Nikotin daran schuld, dass die Blutgefäße nicht mehr richtig reagieren. Bei allen anderen ist es häufig die fehlende Übung. Man kann es nicht oft genug sagen: Auch Schwitzen will gelernt sein. Mit der Saunaerfahrung steigt dann meist auch die Schweißmenge. Sollten Sie nur unzureichend schwitzen, dann bleiben Sie aber keinesfalls länger in der Sauna, um auf den großen Schweißausbruch zu warten, denn das wäre ungesund. Das Schwitzen beginnt immer, sobald man die Sauna betritt, doch anfangs merkt man es nicht unbedingt, weil der größte Teil des Schweißes einfach verdunstet. Untersuchungen haben ergeben, dass mit größerer Saunaerfahrung auch die ausgeschiedene Schweißmenge zunimmt.

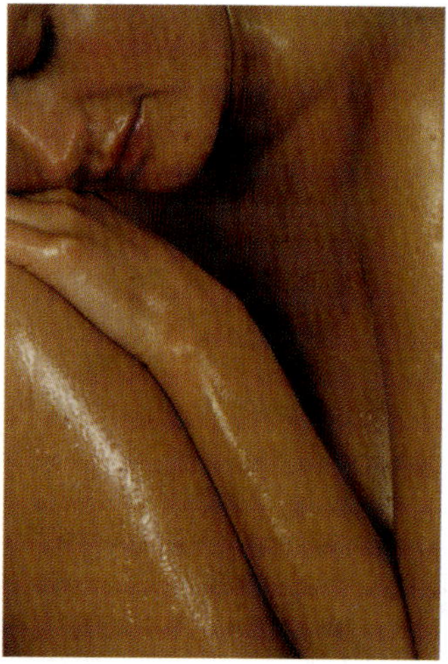

Fußbad und Bürstenmassage

Sollte es dennoch nicht so recht klappen, können Sie auch etwas nachhelfen! Wichtig: Trocknen Sie sich nach der Reinigungsdusche ordentlich ab, denn das Wasser auf der Haut behindert die Schweißproduktion. Ein gutes Mittel sind auch warme Fußbäder, diesmal allerdings vor der Sauna. Dadurch erweitern sich die Blutgefäße in der gesamten Haut und sind dann schon auf die Wärmeabgabe vorbereitet. Einen ähnlichen Effekt hat die Massage mit einer trockenen Bürste. Streichen Sie damit über Ihre Haut in kräftigen Strichen. Beginnen Sie an Armen und Beinen und streichen Sie von Händen und Füßen in Richtung Körper. Am Rumpf massieren Sie auf das Herz zu. Das machen Sie so lange, bis die Haut leicht gerötet ist. Selbstverständlich findet die Bürstenmassage vor der Sauna statt, denn in der Schwitzkabine würde so etwas nur die anderen Gäste belästigen und außerdem eine unnötige körperliche Anstrengung bedeuten.

Wasser und Mineralstoffe

Bei einem Saunabad mit drei Gängen verliert der Körper zwischen einem und anderthalb Liter Schweiß!

Der Schweiß fließt

Die offensichtlichste Wirkung des Saunabades, die man jedem, der aus der Schwitzkabine kommt, leicht ansehen kann, ist das Schwitzen. Pro Minute bildet der Körper 20 bis 40 Gramm Schweiß, von dem etwa 10 Gramm sofort wieder verdunsten. Bei einem Bad mit drei Gängen sind das immerhin zwischen einem halben und anderthalb Liter Flüssigkeit, die der Körper dabei verliert. Im Schweiß sind neben dem Wasser auch viele Mineralstoffe wie Natrium, Kalium und Magnesium gelöst, ferner Harnstoff, Milch- und Fettsäuren sowie auch giftige Schwermetalle.

Wenn der Schweiß nicht so recht fließen will, dann versuchen Sie es einmal mit warmen Fußbädern oder einer Trockenbürstenmassage vor der Sauna!

Dickes Blut

Die Flüssigkeit im Schweiß stammt vorwiegend aus dem Blut, besser gesagt aus dem Blutplasma, das zu etwa 90 Prozent aus Wasser besteht. Das Blut dickt während des Schwitzbades vorübergehend ein, was aber keinesfalls bedenklich ist, da der Körper gegenreguliert und so verhindert, dass es zu dick wird. Ist eine gewisse Menge Wasser aus dem Plasma ausgeschwitzt, mobilisiert der Körper Flüssigkeitsreserven und füllt das verloren gegangene Volumen mit Wasser, das im Gewebe eingelagert ist, auf. Solche Flüssigkeitsansammlungen kommen überall im Binde- und Fettgewebe und in der Muskulatur vor. Besonders profitieren davon Menschen mit krankhaften Wassereinlagerungen im Gewebe, so genannten Ödemen, die durch ein Bad in der Sauna verschwinden oder aber zumindest deutlich besser werden können.

Gifte gehen

Mit der Flüssigkeit wird aber nicht nur Gewebewasser mobilisiert, sondern auch Giftstoffe, Schwermetalle und Stoffwechselrückstände. Schwermetalle wie Blei, Nickel oder Cadmium verlassen den Körper vorwiegend über den Schweiß, andere Abfallstoffe gelangen über das Blut zu den Nieren, die sie dann mit dem Urin ausscheiden können. So wirkt die Sauna entschlackend und hilft, den Körper von Giftstoffen zu befreien. Dies ist eine der wesentlichen Langzeitwirkungen des Schwitzbades. Der größte Teil der Schlacken- und Giftstoffe wird aber nicht direkt über den Schweiß sondern mit dem Urin über die Nieren ausgeschieden.

Beim Schwitzen in der Sauna werden giftige Schwermetalle prima ausgeschwitzt. Außerdem gelangen viele andere Gift- und Abfallstoffe ins Blut, die die Nieren anschließend über den Urin ausscheiden können!

Gut gegen Bluthochdruck

Wie schon erwähnt befinden sich im Schweiß auch viele Mineralstoffe, die ebenfalls ausgeschwitzt werden, unter anderem Natrium. Im Falle des Natriums ist das nicht schlimm, im Gegenteil: Natriumchlorid oder

Kochsalz wird von den meisten Menschen ohnehin zu reichlich mit der Nahrung aufgenommen und kann wiederum Bluthochdruck verursachen. So hilft der Saunagang durch eine erhöhte Natriumausscheidung ebenfalls, dem Hochdruck vorzubeugen. Mit einem Liter Schweiß werden immerhin fünf Gramm Kochsalz ausgeschieden.

Durch die hohe Kochsalzausscheidung beim Schwitzen beugt die Sauna hohem Blutdruck vor.

Dunkler Urin

Durch das große Schwitzen verliert der Körper eine Menge Wasser. Diesen Verlust versucht er zum einen auszugleichen, indem er Flüssigkeit aus den Geweben und zwischen den Zellen mobilisiert, was die Ausschwemmung von Ödemen, krankhaften Wasseransammlungen im Körper, begünstigt.

Es gibt aber auch noch eine andere Möglichkeit, dem Wassermangel entgegenzusteuern, nämlich über die Nieren. Die produzieren in einem solchen Fall weniger Urin, sodass dem Körper weniger Flüssigkeit verloren geht. Sie merken das daran, dass Ihr Urin dunkler, also konzentrierter wird. Das Gleiche können Sie beobachten, wenn Sie an heißen Sommertagen stark schwitzen und wenig trinken. Solch einer Harnkonzentrierung kann man leicht vorbeugen, indem man die ausgeschwitzte Flüssigkeit durch Trinken wieder ersetzt. Wenn Sie Nierenprobleme haben, vor allem bei Nierensteinen, sollten Sie darauf achten, schon vor der Sauna ausreichend zu trinken und bei Durst auch zwischen den Gängen, um einer weiteren Steinbildung vorzubeugen. Nierengesunde brauchen sich wegen des konzentrierten Urins keine Sorgen zu machen. Es ist völlig ausreichend (und obendrein geschickter), erst nach dem Bad die Flüssigkeitsspeicher wieder mit Mineralwasser, Fruchtsaftschorlen oder verdünntem Gemüsesaft aufzufüllen. Kaffee ist dazu nicht geeignet, da er dem Körper weitere Flüssigkeit entzieht. Auch Alkohol, der in der Sauna obendrein nichts verloren hat, trocknet den Körper zusätzlich aus.

Sieht der Urin nach der Sauna dunkler als gewöhnlich aus, ist das kein Grund zur Sorge. Wegen des Wasserverlustes über den Schweiß scheiden die Nieren weniger Harn aus, der dadurch stärker konzentriert ist.

Erst schwitzen, dann trinken!

Warum aber ist es besser, erst nach dem Schwitzbad zu trinken, und nicht schon währenddessen? Die Erklärung ist relativ einfach: Trinkt ein Mensch Wasser oder eine andere Flüssigkeit, so wird diese recht schnell von Magen und Darm aufgenommen und gelangt auf diesem Weg ins Blut. Die Flüssigkeit, die in der Sauna ausgeschwitzt wird, stammt nun aber zum größten Teil aus dem Blut. Füllt man diese sofort nach dem Schwitzen wieder auf, scheidet der Körper beim nächsten Saunagang vor allem diese Flüssigkeit aus. Eine Mobilisierung von Gewebswasser unterbleibt also, und genauso bleiben die Schlackenstoffe, die auf diesem Wege ins Blut gelangen würden, im Gewebe. Der Körper kann sie somit nicht ausschwitzen oder über die Nieren mit dem Urin ausscheiden. Füllt man dagegen seine Flüssigkeitsspeicher erst nach dem Schwitzen auf, so sind die Giftstoffe und Stoffwechselrückstände ausgeschwemmt. Der Ersatz der ausgeschwitzten Flüssigkeit ist wichtig, um den Wasserhaushalt des Körpers aufrechtzuerhalten.

Trinken Sie erst nach der Sauna reichlich und nicht schon während des Schwitzens. So können Sie Ihren Körper prima beim Entschlacken unterstützen!

Die Atmungsorgane

Heiße Luft

Die heiße Luft in der Schwitzkabine verschlägt manch einem zunächst einmal den Atem. Keine Sorge – das gibt sich mit der Zeit und ein wenig Übung im Saunabaden. Sollten Sie sich sorgen, dass die große Hitze beim Einatmen Ihren Atemwegen schadet, dann seien Sie ganz beruhigt: Auch hier kann nichts passieren. Die Luft, die wir atmen, hat sowieso häufig nicht die richtige Temperatur – denken Sie nur einmal an eine eiskalte Winternacht. Das ändert sich aber auf dem Weg von Mund und Nase bis zu den Lungenbläschen, denn in den sogenannten oberen Atemwegen, also Nase, Mund, Rachen und Luftröhre, wird die Luft angefeuchtet und je nach Temperatur erwärmt oder abgekühlt. Bis sie in der Lunge ist, hat sie die richtige Temperatur, auch bei der großen Hitze in der Sauna.

Keine Sorge: Die heiße Luft in der Schwitzkabine schadet Ihrer Lunge nicht. Bis sie dort ankommt, ist sie durch Mund und Nase angefeuchtet und auf Körpertemperatur gebracht.

Wohltat für die Lunge

Der große Vorteil für die Lunge: Auch die Schleimhäute der Atemwege werden wie die Körperhaut in der Sauna reichlich durchblutet. Sie werden dadurch angeregt, dünnflüssigen Schleim zu produzieren, sodass sich zähes Sekret lösen kann, was vor allem bei chronischer Bronchitis von Vorteil ist. Darüber hinaus aktiviert die gesteigerte Durchblutung die Selbstheilungskräfte der Schleimhaut, und Abwehrstoffe werden vermehrt gebildet. Das unterstützt ebenfalls die allgemeine Abhärtung und beugt Infekten der Atemwege vor. Zudem können sich in der warmen Luft die kleinen Muskeln der Bronchien genauso entspannen wie die gesamte Atemmuskulatur des Brustkorbes. Tiefes Durchatmen wird so gefördert und wieder möglich, wovon vor allem Menschen mit Asthma profitieren.

Nach der Sauna: frische Luft!

Da die Atemwege überwärmt werden, ist es wichtig, auch diese nach dem Schwitzen ausreichend zu kühlen. Das geschieht am besten an der frischen Luft, denn die bringt die Schleimhaut rasch und schonend wieder auf die richtige Temperatur. Außerdem können Sie Ihre Lungen so richtig mit Sauerstoff voll pumpen, der in der Schwitzkabine etwas knapper war. Sie erinnern sich: In der Sauna herrscht der gleiche Sauerstoffgehalt wie etwa in 2500 Meter Höhe. Dazu kommt aber noch etwas: Bei hoher Temperatur sinkt die Fähigkeit des ro-

Da der Sauerstoffgehalt in der Sauna dem in einer Höhe von 2500 Metern entspricht und zudem das Blut in heißer Umgebung den Sauerstoff schlechter transportieren kann, sollten Sie größere körperliche Anstrengungen in der Schwitzkabine sein lassen!

ten Blutfarbstoffes Hämoglobin, Sauerstoff zu transportieren, sodass der Körper in der Saunakabine etwas weniger mit Sauerstoff versorgt wird. Das ist an und für sich völlig unbedenklich, erklärt aber, warum in der Schwitzkabine heftige Diskussionen oder anstrengende körperliche Betätigungen unterbleiben sollten!

Herz und Kreislauf

Für Herz und Kreislauf ist die Sauna der reinste Jungbrunnen! Die Arbeitsweise des Herzens wird in der Schwitzkabine wesentlich ökonomischer. Vorstellungen, dass die Hitze das Herz belaste, sind unbegründet und rühren meist von der Beobachtung her, dass herzkranke Menschen sich bei schwül-warmem Wetter häufig nicht wohl fühlen.

Herausforderung fürs Herz

Normalerweise liegt die Herzfrequenz, also die Anzahl der Schläge pro Minute, bei gesunden Menschen zwischen 60 und 80. Dies ist allerdings auch ein wenig vom aktuellen Trainingszustand des Körpers abhängig. Bei Sportlern kann die Herzfrequenz deutlich unter der unteren Grenze liegen, wohingegen sie sich bei völlig untrainierten Menschen sogar über der oberen Grenze befinden kann.

In der Sauna steigt die Herzarbeit nun an: Um die Hitze abtransportieren zu können, wird die Haut stärker durchblutet, was man gut an der leichten Rötung sehen kann. Dazu muss das Herz mehr Arbeit leisten. Die Frequenz steigt während des Schwitzens um etwa die Hälfte an, also beispielsweise von 60 auf 90 Schläge pro Minute, wodurch die höhere Durchblutungsrate gewährleistet wird. Die in der gleichen Zeit ausgestoßene Blutmenge verdoppelt sich in der Sauna. Gleichzeitig arbeitet das Herz, obwohl es mehr Blut durch den Körper pumpen muss, effektiver.

Die Herzfrequenz, die normalerweise zwischen 60 und 80 Schlägen pro Minute liegt, steigt in der Sauna um etwa die Hälfte an! So wird der Körper richtig gut durchblutet.

Die Arbeit wird leichter

Anders als beim Sport, bei dem das Herz gegen einen erhöhten Gefäßwiderstand anarbeiten muss, sind in der Sauna die Blutgefäße in einem Zustand der Entspannung. Außerdem befinden sich die Körpermuskeln in Ruhestellung, was den Widerstand ebenfalls senkt, denn sie müssen so auch weniger durchblutet werden. Das Herz hat es also insgesamt leichter.

Unter normalen Bedingungen bleibt zudem bei jedem Herzschlag eine gewisse Menge Blut in den Herzkammern, es wird somit nicht vollständig in den Körper gepumpt. In der Sauna steigt die ausgeworfene Blutmenge also an, sodass das Herz mit jedem Schlag mehr Blut in den Körper befördert als unter normalen Bedingungen. Das Herz entleert sich bei jedem Schlag also vollständiger und arbeitet dadurch „wirtschaftlicher“, was auch wissenschaftliche Untersuchungen zeigen konnten.

Keine Sorge um die Pumpe!

Trotz der Mehrarbeit, die das Herz leisten muss, wird es in der Sauna nicht überlastet, sondern im Gegenteil entlastet. Niemand muss sich also um sein Herz Sorgen machen. Dafür spricht auch, dass Patienten nach einem Herzinfarkt schon relativ rasch wieder eine Sauna aufsuchen dürfen. Mit regelmäßigem Saunabaden trainieren Sie auch die Anpassungsfähigkeit Ihres Herzens hervorragend! Durch die allgemeine Gefäßerweiterung stellen sich übrigens auch die Herzkranzgefäße weit, was die Durchblutung des Herzmuskels verbessert.

Die gesteigerte Herzarbeit und der damit erhöhte Blutstrom sind notwendig, um die überschüssige Wärme einerseits über die Haut abzugeben, andererseits ins Körperinnere abzutransportieren. So verhindert der Körper, dass die Haut zu heiß wird. Der Körperkern erwärmt sich im Gegenzug ein wenig, bei der Abkühlung kehren sich die Vorgänge um.

Machen Sie sich keine Sorgen, dass Ihr Herz in der Sauna überlastet werden könnte! Es muss zwar mehr Blut durch den Körper pumpen, arbeitet aber dabei wesentlich effektiver!

Blut braucht Druck

Auch auf den Blutdruck wirken sich regelmäßige Saunagänge günstig aus. Vom ausgeschwemmten Kochsalz war schon die Rede.

Aber auch andere Wirkungen des Schwitzbades können den Hochdruck positiv beeinflussen. Als Blutdruck bezeichnet man denjenigen Druck, mit dem das Blut durch die Arterien, also die Schlagadern, strömt. Ein ausreichender Blutdruck ist erforderlich, um alle lebenswichtigen Organe mit genügend Blut zu versorgen. Abhängig ist er unter anderem vom Zustand der Blutgefäße, hier vor allem von deren Elastizität. Da diese im Alter abnimmt, steigt dann in der Regel auch der Blutdruck an, was in gewissen Grenzen aber ganz normal ist.

Gefahr Bluthochdruck

Problematisch wird es, wenn der Blutdruck gewisse Grenzen überschreitet, die bei 140 mmHg für den oberen und 90 mmHg für den unteren Wert liegen. Auch jüngere Menschen können an solch einer krankhaften Erhöhung des Blutdrucks leiden. Wenn diese lange besteht, kann es zu gefährlichen Folgeerkrankungen bis hin zu Herzinfarkt oder Schlaganfall kommen. Das Dumme ist, dass man den erhöhten Blutdruck meist nicht bemerkt, da er lange Zeit keine Beschwerden macht. Daher ist es sehr wichtig, den Blutdruck regelmäßig kontrollieren zu lassen.

Erhöhter Blutdruck ist eine gefährliche Erkrankung. Das Tückische ist, dass man lange nichts davon merkt. Lassen Sie Ihren Blutdruck daher regelmäßig kontrollieren!

Sanfte Medizin

In der Schwitzkabine verändern sich die Blutdruckwerte, da sich die Gefäße weit stellen. Bei Blutdruck-Gesunden ändert sich nicht sehr viel, und der Druck senkt sich nur leicht ab. Bei Menschen mit Hochdruck kann diese Absenkung jedoch ausgeprägter sein, sodass diese von der Sauna hervorragend profitieren können. In der Abkühlphase pendeln die Blutdruckwerte dann meist wieder auf das Ausgangsniveau zurück. Durch regelmäßiges Saunabaden kann es bei Menschen mit milden Formen des Hochdruckes mit der Zeit zu einer Normalisierung der Blutdruckwerte kommen, da die Anpassungsfähigkeit der Gefäße trainiert wird. Auf lange Sicht sinkt der Druck dauerhaft ab. Eine sanftere Art der Behandlung kann es wohl kaum geben! Bei ernsthaften Hochdruckerkrankungen kann die Sauna aber keinesfalls andere Therapieformen ersetzen oder die alleinige Behandlung darstellen. In solchen Fällen sollten Sie sich immer an Ihren Arzt wenden. Gegen ein Saunabad ist aber auf keinen Fall etwas einzuwenden. Worauf Menschen mit hohem Blutdruck jedoch unbedingt verzichten müssen, ist die Abkühlung im Tauchbecken, denn das treibt den Druck ordentlich in die Höhe. Der Kaltwasserschlauch ist hier angebrachter.

Regelmäßiges Saunabaden lenkt sowohl zu hohen als auch zu niedrigen Blutdruck auf ein gesundes Mittelmaß hin!

Niedriger Blutdruck ade

Da die Sauna den Blutdruck dahingehend beeinflusst, dass Sie ihn auf ein gesundes Mittelmaß lenkt, ist sie auch bestens für Menschen geeignet, die an zu niedrigem Blutdruck leiden. Niedriger Blutdruck ist zwar im Gegensatz zu hohem Blutdruck nicht gefährlich, kann aber zum Teil sehr unangenehm sein. Schwindel, Müdigkeit und verminderte Leistungsfähigkeit können die Folgen sein. In der Sauna werden die Blutgefäße durch den Wechsel von heiß und kalt trainiert, auf Reize adäquat zu antworten, wodurch ein zu niedriger Blutdruck wieder angehoben wird; die körpereigenen Regelkreise werden dazu gebracht, wieder richtig zu reagieren. Häufig liegt das Problem nämlich daran, dass beim Aufstehen zu viel Blut in den Beinvenen versackt. Durch die Kältereize in der Abkühlphase bekommen die Venenwände wieder eine ausreichende Spannung, sodass dem Kreislauf genug Blut zur Verfügung steht. Die Erfolge des regelmäßigen Saunabades lassen meist nicht lange auf sich warten: Die Leistungsfähigkeit steigt, Schwindelgefühl und Müdigkeit verschwinden.

Planen Sie einen regelmäßigen Saunatag in der Woche ein, denn die Sauna härtet hervorragend ab! Saunagänger fangen sich wesentlich seltener einen Schnupfen ein.

Immunsystem

Saunagänger werden seltener krank

Es ist mittlerweile allgemein bekannt, dass regelmäßige Saunagänger seltener an Infekten erkranken. Grund dafür ist die abhärtende Wirkung des Schwitzbades und eine Stärkung des Immunsystemes. Besonders im Winter erkälten sich anfällige Menschen leicht. Diese Infekte werden meist von Viren verursacht und befallen in der Regel nur einen Körper, der schon in irgendeiner Form geschwächt ist. Dafür reicht es häufig schon aus, wenn man im Winter aus einer warmen Umgebung plötzlich in die Kälte kommt und sich dadurch unterkühlt.

Richtig reagieren

Der Körper ist es nicht gewohnt, auf plötzliche Temperaturunterschiede zu reagieren und wird dadurch geschwächt, sodass es für die Viren ein leichtes ist, sich einzunisten und einen grippalen Infekt auszulösen. Anders dagegen beim regelmäßigen Saunagänger: Durch den Wechsel von heiß und kalt in der Schwitz- bzw. der Abkühlphase ist der Körper trainiert, auf stark unterschiedliche Temperaturen rasch zu reagieren; der plötzliche Wechsel vom warmen Wohnzimmer in eine kalte Winternacht kann ihm nichts anhaben.

Fit durch Fieber

Noch etwas steigert die Abwehrkräfte: Im gesunden Körper ist Fieber eine Möglichkeit, das Immunsystem zu unterstützen und die Immunantwort zu verstärken. Auch in der Saunakabine entsteht beim Schwitzen durch die Überwärmung des Körpers ein fieberähnlicher Zustand, den man auch als Hyperthermie oder Überwärmung bezeichnet. Der bewirkt, dass das Immunsystem aktiviert wird und vermehrt Abwehrstoffe bildet, die den Körper dann vor Infekten schützen. So hat eine Erkältung keine Chance mehr! Auch hier gilt, dass der gewünschte Effekt erst mit der Zeit und regelmäßigem Saunabaden eintritt. Bei einem Schwitzbad pro Woche ist die Wirkung am günstigsten, da die Reaktion des Immunsystems in etwa so lange vorhält. Ist die Körperabwehr allerdings durch eine akute Entzündung schon maximal aktiviert, bringt dieser zusätzliche Reiz nichts mehr. Vielmehr könnte es sogar passieren, dass sich die Wirkung ins Gegenteil verkehrt, weswegen man bei akuten Infekten die Sauna meiden sollte. Das Prinzip der Hyperthermie wird übrigens ebenso in der Krebstherapie eingesetzt, um bestimmte bösartige Tumoren zu bekämpfen.

Keine Angst vor Erkältungen!

Vielleicht befürchten Sie, sich in der Sauna erkälten zu können, da Sie das Problem kennen, wenn Sie überhitzt in eine kalte Umgebung kommen. Schon manch einer hat sich auf diese Art und Weise einen Schnupfen geholt. Beim Schwitzbad besteht diesbezüglich allerdings keine Gefahr. Ihr Körper hat einen großen Wärmeüberschuss, den er beim Abkühlen langsam abgibt, und zwar so lange, bis die Körpertemperatur wieder ausgeglichen ist. Kein Mensch käme auf die Idee, sich so lange abzukühlen, bis er unerträglich friert. So gehen Sie auch im Winter an der frischen Luft kein Risiko ein, sich zu erkälten. Allerdings sollten Sie nach den Kaltwasseranwendungen Ihren Körper gegen Auskühlung schützen, also nicht längere Zeit unbekleidet draußen herumstehen. Auch im Ruheraum müssen Sie sich deshalb gut zudecken und Ihre nassen Haare mit einem Föhn trocknen. Achten Sie darauf, dass Sie sich nach dem letzten Saunagang vollständig abkühlen! Versäumen Sie das, könnte es sein, dass Sie im Freien an der kalten Luft nachschwitzen und sich trotzdem erkälten. Erkältungen, die man sich nach der Sauna zuzieht, haben ihren Grund in aller Regel in einem falschen Verhalten!

Wenn Sie sich an die Regeln halten, brauchen Sie keine Angst haben, dass Sie sich in der Sauna eine Erkältung holen. Wichtig ist, sich nach dem Schwitzbad ausreichend abzukühlen, um ein Nachschwitzen zu verhindern. Trocknen Sie sich auch gut ab, und föhnen Sie Ihre Haare!

Die Hitze und die Haut

Das größte Organ des Menschen

Die Haut ist mit einer Fläche von eineinhalb bis zwei Quadratmetern das größte Organ des Menschen und quasi so etwas wie seine Visitenkarte. Sie umhüllt den Körper und gibt reichlich Auskunft über den Menschen, der in Ihr steckt. Mit Ihr tritt ein Mensch mit seiner Umwelt in Kontakt, sie bestimmt zu einem gewissen Teil sein Aussehen. Gesunde und gepflegte Haut ist nicht nur sehr ästhetisch, sondern auch sehr wichtig für das persönliche Wohlergehen. Warum sonst fühlt sich so manch einer nicht wohl in seiner Haut? Leider wird dieses Organ aber von allzu vielen vernachlässigt, vor allem von den Männern. Frauen sind da ein wenig anders, nannten doch 33 Prozent von ihnen bei einer Befragung Hautpflege und besseres Aussehen als Ziel ihres Saunabesuches. Was kann es Schöneres geben, als nach dem Schwitzbad rundum gepflegt und mit einem strahlenden Äußeren sich in seiner Haut so richtig wohl zu fühlen?

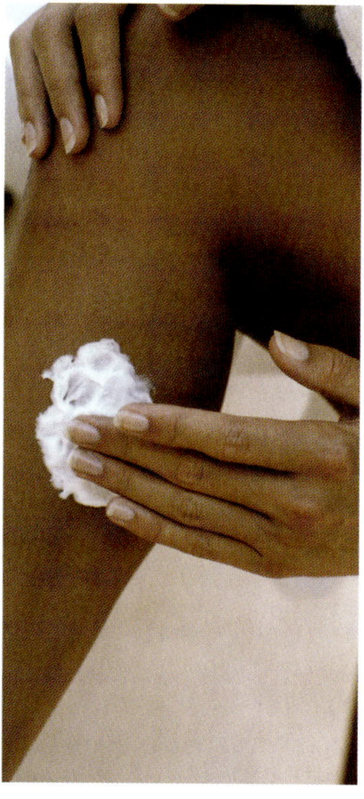

Die Haut ist mit einer Oberfläche von eineinhalb bis zwei Quadratmetern das größte Organ des Menschen. Sie besitzt eine Vielzahl von Schweißdrüsen, die in der Sauna das Wasser so richtig laufen lassen.

Vernachlässigte Haut

Haut wird häufig „weggepackt", zu Luft und Licht hat sie kaum Kontakt. Auch an der Pflege mangelt es oft. Die Folge: trockene, juckende oder fettige und unreine Haut.

Manch einer übertreibt es ein wenig mit Sonne und Solarium, was die Haut ebenfalls austrocknet und schneller altern lässt, abgesehen von der hohen Dosis an UV-Strahlen, mit der das Risiko für Hauttumoren ansteigt. Welch eine Wohltat bietet da die Sauna für manch vernachlässigte Körperumhüllung! Auch wenn es so richtig heiß wird: Verbrennen kann die Haut nicht. Zwar steigt ihre Temperatur in der Sauna um etwa 10 °C auf 40 °C an, doch Hauttemperaturen von über 42 °C, ab denen es zu einem brennenden Gefühl kommt, werden in der Regel nicht erreicht. Dafür sorgt nicht zuletzt der Schweiß, der reichlich fließt.

In der Schwitzkabine erhöht sich die Hauttemperatur bis auf etwa 40 °C. Verbrennen können Sie sich dabei allerdings nicht.

Feuchtigkeitsquelle Sauna

In der Schwitzkabine hat die Haut einmal die Gelegenheit, ausgiebig Feuchtigkeit zu tanken. Durch die große Wärme steigt die Hautdurchblutung stark an, und Schweißdrüsen sondern Schweiß ab, der zu fast 99 Prozent aus Wasser besteht. So wird das zarte Organ wieder einmal so richtig durchfeuchtet und schön straff.

Auch gereinigt wird sie in der Schwitzkabine, und zwar porentief. Der Schweiß, der in Strömen fließt, schwemmt Unreinheiten, abgestorbene Zellen, Schmutz, Talg und Bakterien einfach fort und reinigt so die Haut von innen heraus.

Vom Abtransport der Schlacken profitiert das Organ ebenfalls, denn diese sammeln sich auch in der Haut an und werden durch das Saunabad ausgeschwemmt. Dadurch bleiben die Kollagenfasern elastisch, was die Haut insgesamt straffer macht und jünger aussehen lässt, da sich weniger Fältchen bilden.
Die erhöhte Durchblutung stärkt das Immunsystem indem sie die Bildung von Abwehrstoffen steigert, fördert die Neubildung von Zellen und verlangsamt dadurch die Hautalterung – Schönheit, die von Innen kommt.

Vorsicht bei UV-Strahlen!

Durch die starke Durchfeuchtung der Haut quillt die oberste Hornschicht auf, lockert sich und löst sich schließlich. Das kommt einem Ganzkörper-Peeling gleich! Vorsichtig sollten Sie lediglich sein, wenn Sie nach der Sauna ein Solarium besuchen oder ein Sonnenbad nehmen wollen. Weil die Hornschicht abgestoßen ist, erhält Ihre Haut ein strahlenderes Aussehen, büßt aber gleichzeitig an UV-Schutz ein, da dieser zu einem Teil von der Hornschicht übernommen wird. Bitte bedenken Sie, dass Sie nach dem Saunabesuch lichtempfindlicher sind. Sie müssen dementsprechend also Ihren Solariumbesuch oder Ihr Sonnenbad in Bezug auf Zeit und Intensität Ihrer „enthornten" Haut anpassen. Besser noch ist es, wenn Sie nach dem Schwitzbad einige Tage mit Sonne oder Solarium warten. In diesem Zeitraum kann sich nämlich wieder eine kleine Hornschicht bilden, die Ihre Haut wie gewohnt ein we-nig vor der UV-Strahlung schützt. Doch denken Sie immer daran: Allzu viel Sonnenstrahlung ist ungesund. Sie lässt die Haut schneller altern und kann sogar zu bösartigen Hauttumoren führen. Benutzen Sie daher immer eine Sonnencreme mit einem ausreichenden Lichtschutzfaktor!

Warten Sie nach der Sauna am besten ein paar Tage, bevor Sie ins Solarium oder in die Sonne gehen. Durch das Schwitzen hat sich die oberste Hornschicht der Haut gelöst und sie ist empfindlicher gegenüber UV-Strahlen.

Balsam für gestresste Nerven

Ein gutes Gefühl

Jeder, der mehr oder weniger regelmäßig in die Sauna geht, kennt es, das wohlige Gefühl nach dem Schwitzbad. Man fühlt sich erholt, erfrischt, vital und einfach „gut drauf". War man zuvor vielleicht auch etwas gestresst oder genervt, nach dem Saunabad ist das Stimmungsbarometer wieder im grünen Bereich! Denn die Sauna sorgt für nervliche Harmonisierung, bringt aus der Bahn geworfene Hormone wieder in die richtige Spur und setzt jede Menge Glückshormone frei. Das alles spüren Sie an Ihrer guten Laune!

Vegetatives Nervensystem

Einen wesentlichen Anteil daran hat das vegetative Nervensystem. Das ist derjenige Teil des Nervensystems, den man nicht mit seinem Willen beeinflussen kann. Es sorgt beispielsweise dafür, dass das Herz richtig schlägt, regelt den Blutdruck, die Atmung oder die Verdauungsvorgänge im Darm; es ist also dafür verantwortlich, dass die Organe so funktionieren, wie es sein soll. Das alles geschieht, ohne dass es einem bewusst wird und ohne dass man es willentlich beeinflussen kann.

Sympathikus und Parasympathikus

Zwei Hauptakteure hat das Vegetative Nervensystem, die so etwas wie Gegenspieler sind: Sympathikus und Parasympathikus. Der Sympathikus ist für die Leistung verantwortlich: Er beschleunigt den Herzschlag und die Atmung und lässt den Blutdruck ansteigen. Wenn man unter Stress und Anspannung steht, ist der Sympathikus aktiv. Anders der Parasympathikus: Dies ist der Nerv der Ruhe und Erholung. Herzfrequenz, Blutdruck und Atemtätigkeit sinken, Ruhe und Regeneration sind angesagt. Der Darm nimmt seine Verdauungstätigkeit auf, um verbrauchte Energien wieder herzustellen.

Die Balance ist wichtig

Normalerweise besteht zwischen den zwei Anteilen des vegetativen Nervensystems ein fein abgestimmtes Wechselspiel, sodass jeder der beiden Gegenspieler in einem gewissen Maße zum Zug kommt. Ein Ungleichgewicht führt zu Störungen des Wohlbefindens oder sogar zu Erkrankungen. Überwiegt der Sympathikus dauerhaft, stehen Sie ständig unter Strom, hat der Parasympathikus die Oberhand, kommen Sie einfach nicht in die Gänge. Durch die wechselnden Reize von heiß und kalt, die einem milden Stress gleichkommen, trainiert die Sauna die Reaktionsfähigkeit der beiden Gegenspieler. Sie lernen, rasch auf gegensätzliche starke Reize zu reagieren; so werden eingefahrene Mechanismen aufgegeben und Blockaden gelöst. Die Entspannungsfähigkeit nimmt zu.

Viele Menschen stehen ständig unter Stress, da bei ihnen der Stressnerv (Sympathikus) überwiegt. Regelmäßiges Saunabaden sorgt hier für den nötigen Ausgleich!

Angenehme Ruhe

Viele Saunabesucher beobachten nach der Sauna eine gewisse Müdigkeit. Dies liegt an einer erhöhten Aktivität des Parasympathikus, die bei Ihnen einige Zeit nach dem Schwitzbad auftritt, und die man als parasympathikotone Nachschwankung bezeichnet. Besonders stressgeplagte Menschen empfinden dies als sehr angenehm; diese Phase sollte daher nicht gestört werden. Man kann sie auch gut bei Schlafstörungen ausnutzen, indem man das Saunabad in die Abendstunden legt und anschließend ohne Eile zu Bett geht. Die parasympathikotone Nachschwankung fällt dann in etwa in die Einschlafphase und garantiert einen ruhigen und erholsamen Schlaf.

Nutzen Sie die Sauna bei Einschlafstörungen! Wenn Sie Ihr Schwitzbad etwa zwei Stunden vor dem Zubettgehen beenden, können Sie die so genannte parasympathikotone Nachschwankung ausnutzen, die Sie müde macht und gut einschlafen lässt.

Harmonische Hormone

Auch das Hormonsystem wird durch die Sauna beeinflusst. Die starke Hitze stellt für den Körper zunächst einmal Stress dar, was zur Ausschüttung entsprechender Hormone wie

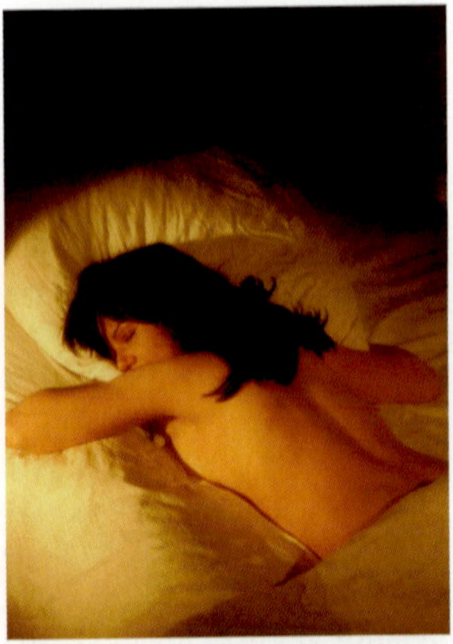

Adrenalin oder Cortisol führt. Auch hier kommt es insgesamt zu einer Harmonisierung, denn der Körper lernt in der Sauna, mit Stressreizen richtig umzugehen. Ein durcheinander geratenes Hormonsystem gerät also durch die Sauna wieder ins Lot. Dies gilt übrigens nicht nur für die Stress-, sondern auch für die Geschlechtshormone, weswegen auch Frauen mit Wechseljahrbeschwerden von der Sauna besonders profitieren.

Auf das rechte Maß kommt es an

Wie bei so vielem anderen gilt es aber auch hier, das rechte Maß einzuhalten und Übertreibungen zu unterlassen. Denn sonst kann es leicht passieren, dass der Schuss nach hinten losgeht. Wer es mit der Badedauer übertreibt und so seinen Körper überfordert, riskiert nämlich wegen der Stresshormone leicht Kopfschmerzen und schlechte Laune. Wer sich dagegen an die Regeln hält, wird mit sanfter Entspannung, bester Stimmung und vielleicht sogar Glücksgefühlen belohnt.

Übertreiben Sie es nicht mit der Länge des Saunabades und überfordern Sie Ihren Körper nicht! Das Gegenteil der gewünschten Effekte könnte ansonsten der Fall sein. Wer sich an die Regeln hält, hat nichts zu befürchten.

Glückshormone und Endorphine

Die kann es auch geben, denn durch den Reiz, den die Sauna auf das Hormonsystem ausübt, werden ebenfalls „Glückshormone“ wie Serotonin ausgeschüttet. Es hebt die Stimmung, wirkt Depressionen entgegen und lässt Sie abends wunderbar einschlafen. Aber auch weitere Hormone wie beispielsweise Dopamin sorgen für Wohlgefühl rundum. Besonders gute Laune bringen die Endorphine, die ebenfalls durch die Saunahitze freigesetzt werden. Diese körpereigenen Botenstoffe wirken leicht euphorisierend und setzen gleichzeitig das Schmerzempfinden herab. Ein ähnlicher Effekt wird auch ausgelöst, wenn Sie Schokolade essen. Die schmeckt zwar sehr gut, doch die Sauna hat ihr gegenüber den Vorteil, dass sie nicht dick macht. Wie schon erwähnt kann aber auch hier zu viel des Guten negative Folgen haben und das genaue Gegenteil bewirken. Schlechte Laune, Reizbarkeit und Kopfschmerzen wären die unerwünschten Folgen!

Die Sauna als Diätersatz?

Bis zu eineinhalb Kilogramm Gewichtsverlust

Wiegen Sie sich vor und nach der Sauna, so werden Sie feststellen, dass Sie während des Schwitzbades etwa ein halbes bis eineinhalb Kilogramm an Gewicht verloren haben. Sollte die Sauna so etwa eine Diät ersetzen können, bei der man mit strengem Hungern in einer ganzen Woche auch nicht viel mehr an Gewicht verliert? Diese Frage muss man mit einem klaren Nein beantworten! Denn in der Sauna verlieren Sie nur Flüssigkeit, aber leider keine Substanz. Zudem ist die Gewichtsabnahme nur ein Scheinerfolg, denn wenn Sie nach der Sauna reichlich trinken, um Ihre Flüssigkeitsreserven wieder aufzufüllen, stellen Sie damit automatisch Ihr Ausgangsgewicht wieder her, denn das ausgeschwitzte Wasser führen Sie so dem Körper wieder zu.

Nur weniger essen hilft

Wenn Sie wirklich Substanz abbauen, also Gewicht dauerhaft reduzieren wollen, gibt es nur einen Weg: Nämlich weniger Kalorien zu sich zu nehmen als Sie verbrauchen. Wichtig dabei ist, langsam und kontinuierlich über einen längeren Zeitraum abzunehmen, denn alle Gewaltdiäten, die große Gewichtsverluste in kurzer Zeit versprechen, haben keinen wirklichen dauerhaften Erfolg. Die Sauna kann dabei aber unterstützen, denn mit einem richtigen Entschlackungstag können Sie gut eine Diät beginnen, und solche Tage auch immer wieder regelmäßig im Laufe Ihrer Fastenkur beibehalten. Auch das allgemeine Wohlgefühl nach der Sauna kann beim Abnehmen durchaus unterstützend wirken. Dazu kommt, dass man nach einem ausgiebigen Schwitzbad einfach nicht mehr so viel Appetit hat!

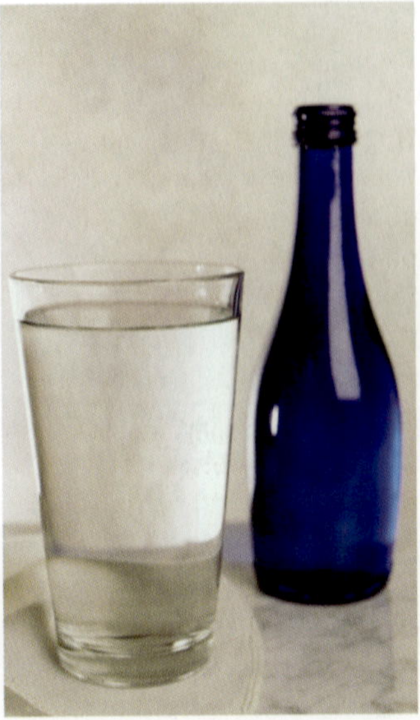

Die Gewichtsabnahme in der Sauna beruht zwar nur auf dem Verlust von Flüssigkeit und nicht von Körpermasse, doch können Sie einen Entschlackungstag in der Sauna prima als Einstieg für eine Diät nutzen! Das Hungergefühl ist danach nicht mehr so groß.

Wichtig: das richtige Getränk

Wenn Sie Gewichtsprobleme haben, sollten Sie allerdings nach der Sauna besonders darauf achten, mit welchen Getränken Sie Ihre Flüssigkeitsreserven auffüllen. Alle anderen sollten dies natürlich genauso tun! Wie schon erwähnt sind Mineralwässer, Fruchtsaftschorlen und verdünnte Gemüsesäfte oder ungesüßte Früchte- und Kräutertees am besten. Überhaupt nicht geeignet sind dagegen Limonaden oder alles andere mit viel Zucker oder Alkohol, denn diese Getränke haben sehr viele Kalorien, ansonsten aber keinen ernährungsphysiologischen Nutzen. Würden Sie regelmäßig viel davon trinken, beispielsweise nach der Sauna, wäre eine rasche Gewichtszunahme die Folge. Indem Sie aber solche Getränke meiden, können Sie Ihr Gewicht leichter halten.

Füllen Sie nicht nur bei Gewichtsproblemen Ihre Flüssigkeitsreserven mit kalorienfreien oder -armen Getränken nach! Bei stark gezuckerten Drinks nehmen Sie unnötige Kalorien zu sich, die zu Fettdepots führen können.

Bei Übergewicht dauert alles länger

Bei übergewichtigen Menschen gibt es in der Sauna einige Besonderheiten zu beachten. Da der stärkere Fettanteil wie eine Isolierschicht wirkt, brauchen sie länger als schlanke Menschen, um sich aufzuwärmen. Das Gleiche gilt auch für die Abkühlphase, die bei dicken Menschen entsprechend mehr Zeit in Anspruch nimmt. Auf alle Fälle aber können sie vom gesteigerten Stoffwechsel in der Sauna profitieren.

Sauna für jeden?

Sauna in der Schwangerschaft

Der Körper stellt sich um

Eine Schwangerschaft ist ein besonderes Ereignis im Leben jeder Frau. Ein neuer Mensch entsteht, deshalb müssen sich sowohl der Körper als auch die Psyche gewaltig umstellen. Verantwortung hat die werdende Mutter nun immer für zwei, und natürlich will Sie nur das Beste für ihr Baby! Besonders Saunafreundinnen stellen sich in der Schwangerschaft die Frage, ob sie ihrem Hobby weiter nachgehen können oder ob sie mit dem Saunabaden aussetzen müssen.

Die Finnen machen es vor

Wieder einmal hilft hier der Blick nach Finnland weiter. Die Sauna ist fest in der finnischen Tradition verankert, und schon immer gingen dort auch schwangere Frauen in die Sauna. Darüber dass es hier zu Problemen kam, ist nichts bekannt, und immer wieder rühmen die Finnen ihre Sauna, die ihnen erst ihre Leistungen ermögliche. Früher kamen in Finnland sogar sehr viele Babys in der Sauna zur Welt, da die Sauna ja oft der einzige Raum war, in dem sich nahezu das gesamte Leben abspielte. Freilich war die Sauna zur Geburt nicht auf 100 °C aufgeheizt, doch lagen die Temperaturen nicht wesentlich darunter.

Machen Sie es wie die Finnen: Dort gehen auch schwangere Frauen regelmäßig in die Sauna. Sie werden von den vielfältigen Wirkungen profitieren!

Leichtere Geburt

Mittlerweile gibt es einige Untersuchungen über das Saunabaden in der Schwangerschaft. Nachteilige Wirkungen des Schwitzbades konnten dabei nicht nachgewiesen werden, im Gegenteil: Die Sauna scheint für die werdende Mutter sogar viele Vorteile zu bringen! Durch regelmäßiges Saunieren kann sich die Muskulatur des Beckens entspannen und die Geburtswege können sich ein wenig erweitern. Das hat zur Folge, dass die Geburt kürzer dauert und leichter vonstatten geht, mitunter sind die Schmerzen weniger und erträglicher.

Ödeme werden ausgeschwemmt

In der Schwangerschaft neigen einige Frauen zu Wasseransammlungen im Gewebe, die auch als Ödeme bezeichnet werden. Hier hilft das Schwitzbad ebenfalls, denn überschüssiges Wasser kann in der Sauna gut ausgeschwitzt werden, und durch den regelmäßigen Reiz wird weiteren Flüssigkeitsansammlungen vorgebeugt. Die entschlackende Wirkung der Sauna ist nicht nur für die werdende Mutter von Vorteil, denn auch kindliche Stoffwechselabfälle können über den Schweiß und den Urin der Mutter ausgeschieden werden.

Die Thrombosegefahr sinkt

Ein weiterer Punkt ist das Gefäßtraining, das vielen Frauen in der Schwangerschaft zugute kommt, denn der Kreislauf wird trainiert und somit stabiler. Das kommt der Schwangeren vor allem in der Umstellungsphase nach der Geburt zugute. Durch regelmäßiges Saunabaden verringert sich ebenso die Neigung, Krampfadern zu entwickeln, die vor allem in der Schwangerschaft für viele Frauen ein Problem sind. Denn Krampfadern gehen mit einem gesteigerten Risiko für Thrombosen einher, und diese Gefahr ist während der Schwangerschaft ohnehin erhöht. So stellt das regelmäßige

Schwitzbad auch einen gewissen Schutz vor Thrombosen dar. Sind bereits Krampfadern, auch Varizen genannt, vorhanden, weiten sich diese durch die Sauna nicht zusätzlich aus; die gesunden Venen werden aber vor allem durch die Kaltwasseranwendungen trainiert, richtig zu reagieren. Sind Krampfadern nicht akut entzündet, dann spricht nichts gegen einen Saunabesuch!

Vorsicht bei Aufguss und Tauchbecken!

Auf was Sie allerdings achten sollten, wenn Sie schwanger in die Sauna gehen, sind die Aufgüsse. Durch Zusätze, die Zedernholzöl enthalten, können Wehen ausgelöst werden. Erkundigen Sie sich vor einem Aufguss also genau, welche Aromaöle verwendet werden, oder verzichten Sie darauf. Leiden Sie in der Schwangerschaft an Bluthochdruck, dann sollten Sie das Tauchbecken zur Abkühlung unbedingt meiden, denn das kann den Druck noch einmal zusätzlich in die Höhe treiben! Auch ansonsten ist diese Art der Erfrischung Schwangeren nicht unbedingt zu empfehlen.

Meiden Sie in der Schwangerschaft Aufgüsse, die Zedernholzöl enthalten, denn sie können Wehen auslösen. Auch das Tauchbecken sollten sie nicht unbedingt aufsuchen.

Bei Blutarmut ist die Sauna tabu

Manche Frauen leiden in der Schwangerschaft an einer Blutarmut, auch Anämie genannt. Grund dafür ist eine zu geringe Zufuhr von Eisen mit der Nahrung, denn es müssen ja zwei Menschen mit dem wichtigen Spurenelement versorgt werden – Mutter und Kind. In einem solchen Fall sollten Sie nicht in die Sauna gehen, denn die Belastung könnte für Sie und Ihr ungeborenenes Baby zu groß werden. In der Regel kann man die Blutarmut mit Eisentabletten und fleischreicher Nahrung beseitigen. Sind die Werte wieder normal, dann spricht nichts mehr gegen ein Schwitzbad. Lassen Sie sich aber zur Sicherheit von Ihrem Arzt beraten, bevor Sie sich wieder einen Saunagang gönnen!

Bei einer Blutarmut in der Schwangerschaft dürfen Sie nicht in die Sauna gehen. Lassen Sie die Anämie von Ihrem Frauenarzt behandeln, und besprechen Sie mit ihm, wann das Schwitzbad wieder erlaubt ist!

Achtung, Kollapsgefahr!

Da der Kreislauf bei werdenden Müttern etwas anders als gewohnt reagieren kann, sollten Sie während einer Schwangerschaft langsam machen, wenn Sie sich aufrichten! Schwangere neigen häufig zum Kollaps, deswegen setzen Sie sich zunächst langsam und vorsichtig auf und lassen Sie die Beine herunterhängen. Nach dem Aufstehen sollten Sie nicht vergessen, die Wadenpumpe durch Bewegung der Beinmuskulatur zu betätigen. So beugen Sie einem Kollaps wirksam vor.

Besonders in der Schwangerschaft sollten Sie sich in der Schwitzkabine langsam aufrichten und Ihre Wadenpumpe gebrauchen, denn werdende Mütter neigen mehr als andere zum Kreislaufkollaps!

Kein Problem fürs Baby

Um Ihr Baby müssen Sie sich in der Sauna keine Sorgen machen. Die Finnen machen es vor, denn dort ist es durchaus üblich, dass schwangere Frauen regelmäßig in die Sauna gehen. Von mancher Seite wird zwar behauptet, dass Saunabaden in der Schwangerschaft zu vermehrten Missbildungen beim Kind führe, doch ist die Missbildungsrate finnischer Neugeborener im Vergleich zu anderen Ländern eher niedrig. Wenn Sie sich in Ihrer Schwangerschaft nicht sicher sind, ob die Sauna in Ihrem speziellen Fall gut oder weniger günstig ist, sprechen Sie Ihren Frauenarzt darauf an und lassen Sie sich von ihm beraten!

Sauna für Kinder

Vorsicht bei Neugeborenen

Auch Kinder sind in finnischen Saunen der Normalfall und werden schon von klein auf mitgenommen. Nichts spricht dagegen, mit dem eigenen Nachwuchs in die Schwitzkabine zu gehen. Bei Neugeborenen sollten Sie allerdings etwas vorsichtig sein, da bei ihnen die Temperaturregulation noch nicht einwandfrei funktioniert. Andererseits beweisen aber die Finnen, dass ein Schwitzbad auch Säuglingen nicht schadet! Für Kinder ist die starke Hitze unschädlich, und sie können genauso von der Sauna profitieren wie Erwachsene.

Kinder können zwar prinzipiell in jedem Alter in die Sauna. Aus hygienischen Gründen sollten Sie Ihre Kleinen aber erst mit zum Schwitzen nehmen, wenn sie sauber sind. Dies gilt vor allem für öffentliche Saunas, ist aber auch in der Heimsauna zu empfehlen.

Erst ab drei in die Sauna

Besonders in öffentlichen Bädern sollte man Kinder aus hygienischen Gründen aber erst mitnehmen, wenn Sie sauber sind, also etwa ab drei Jahren. Das ist hier meist aber sowieso vorgeschrieben. Windeln würden zu einem Hitzestau führen, sodass die Kinder auf alle Fälle für die Zeit des Bades in der Lage sein müssen, nackt zu bleiben. Für kleinere Kinder ist das meist sowieso ein Vergnügen. Werden sie älter, so entwickeln sie ein Schamgefühl, das vor allem in der Pubertät stark ausgeprägt ist. Die Kinder wollen sich dann nicht mehr vor allen möglichen Menschen nackt zeigen und schämen sich dabei. Bitte respektieren Sie das, und versuchen Sie Ihre Kinder nicht zum Saunabad zu überreden, wenn sie dies nicht wollen!

Kinder kühlen schnell aus

Kinder sollten Sie in der Sauna nie unbeaufsichtigt lassen, ein Erwachsener sollte immer zur Aufsicht da sein. Passen Sie auch auf, dass die Kleinen in der Schwitzkabine nicht wie wild herumtollen, denn das würde sie, wie auch erwachsene Menschen, zu stark körperlich belasten. Da Kinder kleiner sind, heizt sich ihr Körper schneller auf. Gleiches gilt umgekehrt jedoch auch für die Abkühlung. Besonders von den „Wasserspielen" sind die Kinder meist sehr begeistert; sie müssen unbedingt aufpassen, dass die kleinen Badegäste sich dabei nicht unterkühlen. Bremsen Sie also lieber rechtzeitig den Eifer Ihrer Kinder!

Passen Sie bei Kindern gut in der Abkühlphase auf! Da sie kleiner sind, geht bei ihnen alles etwas schneller, und sie können sich leicht unterkühlen.

Auch Kinder profitieren

Für die Kleinen sind die Wirkungen des Schwitzbades natürlich genauso vorteilhaft wie für große Menschen: von der Stärkung des Immunsystems über die Entspannung bis hin zum vergnüglichen Freizeiterlebnis mit der ganzen Familie.

Bekanntermaßen sind viele Kinder für Infekte sehr anfällig, weswegen Ihnen der Abhärtungseffekt besonders zugute kommt. Aber auch von der entspannenden und beruhigenden Wirkung der Sauna profitieren sie. Gerade in der heutigen Zeit, wo sie von Radio, Fernsehen und Computern mit Reizen überflutet werden, kann man das nicht hoch genug einschätzen. Viele Kinder leiden mittlerweile unter Schlafstörungen. Da ist das Schwitzbad ein prima Mittel, diese auf ganz natürliche Weise sanft zu beseitigen.

Sauna für Senioren

Keine Angst ums Herz!

Für das Bad in der Schwitzkabine gibt es keine Altersbegrenzung! Wenn Ihnen danach ist, dann gehen Sie in die Sauna, auch wenn Sie schon zum „alten Eisen“ gehören! Viele ältere Menschen können von den Vorzügen der Sauna hervorragend profitieren. Manche fürchten, ihr Herz könne durch das Schwitzbad zu sehr belastet werden, doch wie Sie mittlerweile wissen, ist die Belastung in der Sauna gar nicht so groß, vielmehr werden Herz und Kreislauf trainiert, effektiver zu arbeiten. Nicht umsonst werden Saunabäder gerne und häufig auch bei Herzpatienten in der Rehabilitation eingesetzt. Die Sorge ums eigene Herz ist verständlich, denn schließlich hat man ja nur eines davon. Im Falle der Sauna sind Bedenken aber nicht nötig!

Um Ihr Herz brauchen Sie sich in der Sauna nicht zu ängstigen, die Belastung ist kleiner, als Sie denken! Ihr Herz wird beim Schwitzen dazu trainiert, effektiver zu arbeiten.

Allheilmittel Sauna

Gerade im Alter kommen viele Gebrechen auf einen zu, und es zwickt hier und da. Arthrosen, rheumatische Beschwerden, Durchblutungsprobleme, Schlafstörungen, schlaffes Gewebe und trockene Haut machen älteren Menschen häufig zu schaffen. Dazu kommt, dass viele nicht wissen, was sie mit ihrer Zeit anfangen, und wie sie am besten ihre Freizeit gestalten sollen. Ihnen fällt schier die Decke auf den Kopf. Das wirkt sich auf die Stimmungslage nicht gerade förderlich aus. Doch es gibt ein einfaches Rezept dagegen, noch dazu ohne jegliche Nebenwirkung: die Sauna!

Geselligkeit für die Psyche

Viele Senioren mögen vor allem die Geselligkeit, die ein Saunanachmittag bietet. Gleichgesinnte und gleichaltrige Menschen kommen zusammen, um zu schwitzen, zu entspannen, Neuigkeiten auszutauschen oder einfach über Gott und die Welt zu plaudern. Für viele ältere Semester, die ansonsten nur noch wenige Kontakte haben, ist dieser Tag ein „Highlight" in der ansonsten recht eintönigen Woche. Den Effekt auf Psyche und Wohlbefinden kann man nicht hoch genug einschätzen, und auch der Geist wird rege und wach gehalten.

Der Blutdruck wird normal

Viele ältere Menschen leiden an hohem Blutdruck. Hier kann das regelmäßige Saunabad helfen, Medikamente einzusparen, da es den Blutdruck senkt. So wird gleichzeitig das Herz entlastet, welches es bei einem niedrigeren Blutdruck wesentlich leichter hat.

Als alleinige Therapie ist die Sauna aber nur bei sehr milden Formen geeignet, doch unterstützen kann sie die Behandlung allemal; im Zweifelsfall befragen Sie hierzu bitte Ihren Arzt.

Manchmal ist jedoch genau das Gegenteil der Fall: Der Blutdruck ist zu niedrig, Schwindel und Müdigkeit sind die Folgen. Auch hier hilft die Sauna weiter, denn sie reguliert den Druck, genauso wie alle anderen Körperfunktionen, zur gesunden Mitte hin und die Beschwerden verschwinden wieder.

Die Sauna hilft zwar, den Blutdruck wieder in normale Bahnen zu lenken, sollte aber bei ernsthaften Problemen keinesfalls die einzige Behandlung sein. Sprechen Sie daher unbedingt mit Ihrem Arzt!

Gesunde Gefäße

Auch mit Durchblutungsstörungen und Gefäßleiden haben viele Senioren zu kämpfen. Mit dem Alter machen sich auch an den Blutgefäßen Verschleißerscheinungen bemerkbar, und die Elastizität nimmt ab. Ganz lässt sich das leider nicht verhindern, doch Sie können etwas dagegen tun. Vom hervorragenden Trainingseffekt, den der Wechsel zwischen heiß und kalt auf die Blutgefäße hat, war schon mehrfach die Rede. Regelmäßige Schwitzbäder helfen Ihnen, die Gefäße gesund und elastisch zu erhalten und können so ernsthaften Erkrankungen vorbeugen. Besonders im höheren Lebensalter ist das sehr wichtig!

Jugendliche Frische

Weniger die körperliche Gesundheit, aber umso mehr das Wohlbefinden betrifft die Tatsache, dass die Straffheit der Haut im Alter nachlässt und sich mehr und mehr Falten bilden. Ablagerungen im Gewebe führen über die Jahre dazu, dass die Kollagenfasern an Elastizität verlieren; außerdem sinkt der Feuchtigkeitsgehalt der Haut, und sie wird trocken. Am Zustand der Haut erkennt man meist das Alter eines Menschen! In der Schwitzkabine wird die Haut wunderbar durchfeuchtet, sie wird mit der Zeit straffer und elastischer. Auch kurbelt das Schwitzbad den verminderten Zellstoffwechsel wieder an. Wichtig ist, sich nach dem Bad mit einer gut rückfettenden Körperlotion sorgfältig einzucremen. Dass Sie durch regelmäßiges Saunieren nicht wieder die Haut eines Zwanzigjährigen bekommen ist klar, doch werden sie mit einem jüngeren und frischeren Aussehen belohnt!

Es ist nie zu spät!

Die meisten älteren Menschen kommen mit deutlich weniger Schlaf aus als jüngere, und das ist auch völlig normal. Doch viele Senioren haben so ihre Probleme mit dem Schlummer, sei es dass sie schlecht einschlafen oder aber nicht durchschlafen können. Geht es Ihnen auch so, dann versuchen Sie es einmal mit der entspannenden Wirkung der Sauna! Wenn Sie das Schwitzbad in die Abendstunden legen, können Sie die parasympathikotone Nachschwankung, also die erhöhte Aktivität der Ruhenerven, für sich ausnutzen. Ein leichterer und tieferer Schlaf wird die Folge sein, und Sie werden morgens erholter aufwachen. Wenn Sie als Senior noch nicht zu den Saunafreunden gehören, brauchen Sie deswegen noch lange nicht auf all die wohltuenden Wirkungen des Schwitzbades verzichten. Für die Sauna gibt es keine Altersbeschränkung, und damit anfangen kann man auch noch im hohen Lebensalter. Also scheuen Sie sich nicht, und entdecken Sie die Sauna für sich!

Um mit dem Saunabaden anzufangen, ist es nie zu spät! Wenn Sie schon zum „alten Eisen" gehören, werden Sie trotzdem vom Schwitzbad profitieren. Auch betagte Menschen können noch mit dem Saunabaden anfangen!

Krank in die Sauna?

Nicht jeder gehört in die Sauna

Leider ist nicht jeder immer gesund. Manchmal fühlt man sich einfach nicht wohl, doch jenseits von Befindlichkeitsstörungen können Menschen auch ernsthaft erkrankt sein. Wie sieht es in einem solchen Fall mit der Sauna aus? Abhängig ist dies von der Art der Krankheit. Ganz allgemein lässt sich sagen, dass die Sauna bei bestimmten Erkrankungen tabu ist. Alle, die ins Bett gehören, haben nichts in der Sauna verloren, also beispielsweise Menschen mit Fieber. Auch akute Entzündungen können sich durch ein Schwitzbad verschlechtern. Leiden Sie an einer nicht ausgeheilten Lungentuberkulose oder an einer Epilepsie, also an Krampfanfällen, dann sollten Sie die Sauna ebenfalls meiden. Gleiches gilt auch, wenn die Herzleistung so gering ist, dass sie nicht einmal mehr für die körperliche Ruhe ausreichend ist.

Hören Sie auf Ihren Körper!

Bei anderen Erkrankungen schadet die Sauna zumindest nicht und kann in einigen Fällen sogar überwiegend positive Effekte auf den Krankheitsverlauf haben, da sie Symptome lindern und die Heilung beschleunigen kann. Darüber hinaus gibt es aber auch Krankheiten, zu deren Behandlung die Sauna sogar ausdrücklich empfohlen wird, da sie die Beschwerden deutlich lindert und die Therapie hervorragend unterstützt. Bei alledem ist aber immer am wichtigsten, dass Sie sich selbst – unabhängig von allen Empfehlungen – bei der Sache wohlfühlen. Denn was nützt die beste Sauna, wenn es Ihnen schlecht dabei geht? Hören Sie also immer auch auf Ihren Körper, bevor Sie bei Befindlichkeitsstörungen oder Krankheiten die Schwitzkabine aufsuchen. Dann können Sie sicher sein, sich mit der Sauna Ihre körperliche Fitness zu erhalten, und für den Fall, dass einmal nicht alles im Lot ist, das Befinden wieder zu bessern. Entspannung, Wohlgefühl und eine gute Gesundheit werden die Belohnung sein! Auch hier gilt: Haben Sie Zweifel, wie es in Ihrem speziellen Fall aussieht, dann wenden Sie sich bitte an Ihren Hausarzt.

Asthma bronchiale und chronische Bronchitis

Die Hitze hilft

Nur empfehlen kann man die Sauna bei chronischen Erkrankungen der Atemwege. Die positiven Effekte des Schwitzbades für die Lunge kann man nicht hoch genug einschätzen! Die Anfälle werden meist dadurch hervorgerufen, dass sich die Atemmuskulatur verkrampft. Wie auch schon bei der Körpermuskulatur führt die trockene Hitze in der Schwitzkabine zu einer Entspannung der Bronchialmuskeln und wirkt so den Anfällen entgegen. Die Schleimhäute werden in der Sauna ordentlich durchblutet. So können sie reichlich dünnflüssiges Sekret produzieren, wodurch zum einen das Abhusten erleichtert wird und sich zum anderen hartnäckige Verschleimungen besser lösen können; zudem steigt mit der Zeit auch das Lungenvolumen deutlich an.

Weniger Infekte

Nicht zuletzt sind Menschen mit chronischen Lungenproblemen häufiger durch Infekte der Atemwege gefährdet als Gesunde, da ihre Lunge bereits geschwächt ist; diese verlaufen in der Regel dann auch heftiger. Patienten mit Asthma bronchiale oder chronischer Bronchitis profitieren daher ganz besonders von der abhärtenden Wirkung des Schwitzbades und der Stärkung des Immunsystems. Deutlich weniger Infekte der Atemwege sind die Folge des regelmäßigen Saunaganges.

Harmonische Nerven

Auch von der Harmonisierung der Nerven und des Hormonsystems profitieren Menschen mit Atemwegserkrankungen. Oftmals werden Anfälle durch eine nervliche Imballance gefördert. Durch den ausgleichenden Effekt der Sauna kommen aus der Bahn geratene Nerven wieder ins Lot und von dieser Seite her besteht zumindest weniger Gefahr, dass ein Anfall ausgelöst oder unterhalten wird.

Cortisol wird ausgeschüttet

Auch die Nebenniere steuert ihren Teil bei: Durch den milden Stress, den die Sauna für den Körper darstellt, schüttet sie mehr vom Stresshormon Cortisol aus. Cortisol wirkt auch entzündungshemmend und beruhigt so die bei Asthmatikern gereizte Bronchialschleimhaut. Künstlich hergestellt wird das Hormon übrigens auch in leichter Abwandlung in der medikamentösen Therapie dieser Erkrankungen verwendet. Menschen mit Lungenproblemen können also nur von der Sauna profitieren!

Grippale Infekte

Erkältung ade

Wer regelmäßig in die Schwitzkabine geht, wird dieses Problem sowieso nicht kennen, denn sein Immunsystem wird locker mit den Krankheitserregern fertig. Allzu leicht könnte man daraus aber den Schluss ziehen, dass die Sauna – wenn sie denn schon Erkältungen verhindern kann – umgekehrt auch diese Erkrankungen heilen kann, wenn sie einmal ausgebrochen sind. Doch so einfach ist das nicht.

Bei akutem Infekt nicht in die Sauna

Bei einer akuten Erkältung gehört man ins Bett und nicht in die Sauna, denn frische Infekte und die Schwitzkabine vertragen sich nicht. Oft ist auch noch Fieber dabei, und in einem solchen Fall ist die Sauna sowieso tabu. Warten Sie daher, bis die Krankheitsanzeichen wieder verschwunden sind, die Erkältung könnte sich nämlich ansonsten sogar verschlimmern. Gehen Sie lieber, wenn Sie gesund sind, regelmäßig ins Schwitzbad, dann können Sie die Wirkungen auf das Immunsystem nutzen und haben mit Infekten keine Probleme mehr. Einmal pro Woche ist eine ausgezeichnete Frequenz, denn so lange wirkt die Sauna auf das Immunsystem!

Herz- und Kreislauferkrankungen

Einige Einschränkungen

Auch bei Leiden des Herzens und der Gefäße kann die Sauna viel Gutes bewirken. Allerdings muss man hier Einschränkungen machen: Ist die Herzleistung so schwach, dass sogar in einer Ruheposition Beschwerden bestehen, dann ist ein Schwitzbad nicht geeignet, sondern würde eine zu große Belastung darstellen. Auch bei schweren Herzrhythmusstörungen oder bei instabiler Angina pectoris muss man vom Gang in die Schwitzkabine abraten. Im Zweifelsfall weiß auch hier ein erfahrener Arzt Rat.

Gesteigerte Leistung

Haben Sie ein Herzleiden, und das oben Gesagte trifft nicht auf Sie zu, dann werden Sie sicherlich von der Sauna profitieren. Nicht umsonst werden Schwitzbäder gerade bei Herzerkrankungen mit Erfolg bei der Rehabilitation eingesetzt, auch nach Herzinfarkten oder Herzoperationen. Die Belastung, die Ihrem Herzen dabei abverlangt wird, ist nicht besonders hoch und rentiert sich allemal: Durch den regelmäßigen Gang in die Sauna wird Ihr Herz trainiert, effektiver zu arbeiten und kann so Belastungen besser verkraften. Sie werden es daran merken, dass Sie sich vitaler und leistungsfähiger fühlen.

Gesundes Gefäßtraining

Auch bei Gefäßerkrankungen hilft die Sauna. Durch den Wechsel von heiß und kalt verengen und erweitern sich die Blutgefäße abwechselnd und werden dadurch trainiert, auf Reize adäquat zu reagieren. So bleiben sie elastisch und gesund, der unvermeidliche Alterungsprozess wird herausgezögert. Dass die Gesundheit der Gefäße ein wichtiges Gut ist, kann man leicht daran erkennen, dass Krankheiten der Gefäße und ihre Komplikationen in der westlichen Welt immer noch Todesursache Nummer eins sind. Durch gesunde Gefäße bleiben auch Sie länger gesund und vital!

Blutdruckprobleme

Zu hoch oder zu niedrig

Bei Problemen mit dem Blutdruck ist die Sauna ganz hervorragend geeignet, um eine Besserung der Beschwerden zu erreichen. Beim Blutdruck sind zwei verschiedene Störungen möglich: Entweder der Druck ist zu hoch, oder er ist zu niedrig. Bei Gesunden wird der Blutdruck durch ein fein abgestimmtes Regulationssystem in engen Grenzen gehalten und liegt optimalerweise bei 120 mmHg für den oberen und 80 mmHg für den unteren Wert. Die Werte steigen bei Gesunden nicht über 140 mmHg bzw. 85 mmHg an. Für den zu niedrigen Druck gibt es keine strenge Grenze, denn es ist individuell sehr unterschiedlich, ab wann man Beschwerden hat.

Hoher Druck ist gefährlich

Zu niedriger Blutdruck ist nicht gefährlich, aber unangenehm, denn man neigt zu Schwindel und Müdigkeit. Manchmal hat man auch das Gefühl, dass einem schwarz vor Augen wird. Anders der zu hohe Druck: Er macht in der Regel keine Beschwerden, man bekommt es also gar nicht mit, dass man an Hochdruck leidet. Trotzdem oder gerade deswegen ist er so gefährlich, denn er schädigt die Gefäße und kann so zu schlimmen Krankheiten führen.

Die goldene Mitte

Das Schwitzbad setzt bei beiden Formen der Blutdruckstörung an, denn es reguliert den Druck stets auf die gesunde Mitte hin. So sinkt zu hoher und steigt zu niedriger Druck. Auch hier ist eine wichtige Voraussetzung das regelmäßige Schwitzen. Menschen mit niedrigem Druck merken, wie sie allmählich munterer und leistungsfähiger werden und der Schwindel vergeht. Achtung beim Hochdruck: Das Tauchbecken ist in der Abkühlphase tabu, denn es treibt den Druck noch einmal ordentlich in die Höhe. Alle anderen Formen der Abkühlung sind jedoch unbedenklich. Wichtig ist auch, dass die Sauna bei stärker erhöhtem Blutdruck nicht die alleinige Behandlung darstellt, sondern nur unterstützen kann. Reden Sie auch hier mit Ihrem Arzt.

Venenleiden

Bei Krankheiten der Venen wie Krampfadern gibt es nur eine wichtige Ausnahme, bei der Sie nicht in die Sauna dürfen: Wenn eine akute Entzündung der Venen vorliegt. Ansonsten spricht nichts gegen das Schwitzbad. Besonders die Kaltanwendungen sind hier vorteilhaft, denn die Venenwände bekommen so einen Reiz, sich zu verengen. Dadurch werden sie straff, und der Bildung weiterer Krampfadern wird vorgebeugt. Venenaussackungen, die schon bestehen, verschlechtern sich nicht durch das Saunabad. Durch den erhöhten Blutfluss sinkt das Risiko von Thrombosen. Haben Sie Krampfadern, dann sollten Sie in der Schwitzkabine nicht die Beine herunterhängen lassen, damit nicht zu viel Blut darin versackt. Beim Sitzen sollten Sie darauf achten, dass Sie Ihre Venen nicht abknicken. Am besten ist es, wenn Sie sich hinlegen.

Rheuma

Schmerzen im Bewegungsapparat

Unter Rheuma verstehen die meisten Menschen Erkrankungen, die mit Schmerzen der Gelenke oder des Bewegungsapparates verbunden sind. Das ist medizinisch nicht ganz korrekt, denn die rheumatischen Erkrankungen sind ein ganzes Sammelsurium unterschiedlichster Diagnosen. Die von vielen Menschen mit Rheuma in Zusammenhang gebrachten Gelenkbeschwerden lassen sich in zwei große Gruppen unterteilen, nämlich in Entzündungen der Gelenke und deren Verschleiß.

Achtung bei akuter Entzündung!

Bei den entzündlichen Gelenkveränderungen ist im akuten

Stadium die Sauna untersagt, da sich die Beschwerden so noch verschlimmern könnten. Wann ein Schwitzbad wieder möglich ist, muss in einem solchen Fall der behandelnde Arzt entscheiden. Auch bei den Verschleißerkrankungen, den so genannten Arthrosen, kann es zu einem akuten entzündlichen Schub kommen, bei dem es ebenfalls ungünstig ist, zu saunieren. Ansonsten aber können diese Patienten gut von der Sauna profitieren. Auch beim Weichteilrheumatismus der Muskulatur und des Bindegewebes kann die Sauna durch ihre entspannende Wirkung Verkrampfungen und Verspannungen lösen und die Beschwerden lindern.

Nierenkrankheiten

Achtung bei Steinen!

Vorsicht ist geboten, wenn Sie zu Nierensteinen neigen. Durch den erhöhten Flüssigkeitsverlust in der Sauna wird die Urinproduktion heruntergefahren, sodass die Nieren nicht mehr ausreichend „durchgespült" werden. Ist etwas Grieß vorhanden, so können sich daraus leicht weitere Steine bilden. Um dem Ganzen vorzubeugen, sollten Sie in einem solchen Fall schon vor der Sauna ausreichend trinken. Auch hinterher ist es besonders wichtig, dem Körper wieder ausreichend Flüssigkeit zuzuführen.

Unterstützung bei der Niereninsuffizienz

Bei der Niereninsuffizienz, dem chronischen Nierenversagen, arbeiten die Nieren nicht mehr richtig und scheiden zu wenig Giftstoffe wie beispielsweise Harnstoff aus. Hier kann die Sauna unter Umständen unterstützend wirken, da auch die Haut einen Teil der Giftstoffe über den Schweiß ausscheiden kann. Die Nierenfunktion kann sie aber dennoch nicht ersetzen! Schreitet die Erkrankung weiter fort, sollten Sie am besten mit Ihrem Arzt über das Saunabaden reden. Bei akuten Entzündungen der Nieren gilt wie immer in einem solchen Fall: Akute Entzündungen gehören nicht in die Sauna!

Gut bei Blasenentzündungen

Menschen, die häufig zu Entzündungen der Blase und der ableitenden Harnwege neigen, können gut die abhärtende Wirkung der Sauna nutzen. Die Häufigkeit der Entzündungen wird bei regelmäßigen Besuchen des Schwitzbades ebenfalls abnehmen.

Krebs

Durch die moderne Medizin existiert heute eine Reihe von Therapieformen, die den Krebs deutlich zurückdrängen, ja manchmal sogar heilen können. Deswegen können Krebspatienten heutzutage aktiv am Leben teilnehmen, und das oft auch sehr lange. Wichtig ist bei dieser sehr ernsthaften Erkrankung das körperliche Wohlbefinden des Patienten. In der Phase der aggressiven Behandlung wie Operation, Chemotherapie oder Bestrahlung ist ein Saunabad sicherlich nicht zu empfehlen, ebenso wenig dann, wenn es der Zustand der Patienten nicht mehr zulässt. In allen anderen Fällen spricht auch bei Krebspatienten nichts gegen ein Schwitzbad, denn besonders ihnen tut eine Stimulation des Immunsystems gut. Auch die psychische Komponente, die das Bad in der Sauna besitzt, darf man nicht unterschätzen. Sehr wichtig ist, dass sich diese schwerkranken Patienten, so weit es geht, möglichst wohl fühlen.

Kopfschmerzen und andere Schmerzzustände

Schmerzen signalisieren Schäden

Schmerzen sind etwas sehr Unangenehmes. Auch sie haben jedoch ihren Sinn, denn sie signalisieren dem Körper, dass etwas nicht in Ordnung ist und er Schaden nehmen könnte. Bei einer heißen Herdplatte etwa ist das sehr nützlich. Unangenehm wird es jedoch, wenn der Schmerz seine Warnfunktion verliert und nur noch peinigt.

Teufelskreis Verspannung

Viele Schmerzzustände beruhen auf Fehlbelastungen und Verspannungen. Eine ganze Reihe von Menschen leidet unter Rückenproblemen, da sie sich zu wenig bewegen und die meiste Zeit des Tages im Sitzen zubringen. Fehlhaltungen tragen den Rest dazu bei. Kein Wunder also, dass viele Menschen ihr Kreuz mit dem Kreuz haben. Falsche und einseitige Belastungen führen zu schmerzhaften Muskelverspannungen, wenn der nötige Ausgleich fehlt. Da dies aber wehtut, versucht der Körper durch eine unbewusste Schonhaltung dem Schmerz gegenzusteuern. Die Folge: Die Muskeln verspannen noch mehr, und die Schmerzen nehmen weiter zu. Ein richtiger Teufelskreis also!

Wohltuende Wärme

Eine Chance, die Schmerzen dauerhaft zu beseitigen, besteht nur, wenn es gelingt, diesen Teufelskreis zu durchbrechen.

Und hier kommt die Sauna zum Einsatz. Durch die Wärme in der Schwitzkabine können sich hartnäckige Verspannungen der Muskulatur wunderbar lockern und der gesamte Bewegungsapparat kann sich entspannen. Dies ist die beste Ausgangsbasis dafür, dass die Schmerzen wieder verschwinden. Wer seinem Körper etwas besonders Gutes tun will, gönnt sich anschließend noch eine Massage, welche die Muskeln zusätzlich lockert und geschmeidig macht.

Vorsicht beim Migräneanfall

Gleiches gilt für viele Formen der Kopfschmerzen: Auch hier kommt ein Großteil dadurch zustande, dass der Bewegungsapparat im Bereich der Halswirbelsäule verspannt. Die Wärme der Sauna lockert ebenfalls die Muskeln und entlastet so die Wirbelsäule. Probieren Sie es einfach einmal aus! Nicht in die Sauna sollten Sie jedoch bei einem akuten Migräneanfall. Diese Kopfschmerzen treten anfallartig und meist einseitig auf. Solch eine Schmerzattacke könnte sich in der Hitze der Sauna sogar verschlimmern. Zwischen den Anfällen kann die Sauna aber durch Training der Gefäße und eine Regulation des Nervensystems dazu beitragen, Häufigkeit und Schwere der Attacken zu reduzieren.

Keine Sauna bei akuten Entzündungen

Nicht geeignet ist die Sauna bei allen Schmerzen, die durch akute Entzündungen mit Rötung und Schwellung verursacht sind. Die Entzündung würde sich durch die Wärme verschlimmern, und auch die Schmerzen würden so zunehmen.

Hautkrankheiten

Akne und Co

Bei einer Reihe von Hautleiden kann das Schwitzbad die Therapie unterstützen und lindernd wirken. Neurodermitis (atopisches Ekzem), Schuppenflechte (Psoriasis) und Akne sind weit verbreitet und plagen viele Menschen.
Besonders bei Akne steht die reinigende Wirkung im Vordergrund. Durch den Schweiß, der in Strömen fließt, wird die Haut von innen gereinigt; Schmutz, Fett, Talg und Bakterien werden weggespült. Durch die Peeling-Wirkung der Sauna wird die Haut weich und geschmeidig, sie ist gut durchblutet und rosig und Ihr Teint wird deutlich schöner.

Neurodermitis und Schuppenflechte verschlechtern sich häufig bei Stress oder psychischen Belastungen. Die gleichzeitig entspannende und ausgleichende Wirkung des Schwitzbades setzt hier einen wohltuenden Reiz. Auch die intensive Durchfeuchtung der Haut tut Patienten, die an diesen Erkrankungen leiden, sehr gut. Durch das körpereigene Cortisol, das die Nebennieren während des Schwitzbades ausschütten, wird zudem der Entzündungsreiz zurückgedrängt.

Sie sehen: Die Sauna ist bei vielen Erkrankungen ein wunderbares und sanftes Heilmittel, das zudem keine gefährlichen Nebenwirkungen hat.
Natürlich kann das Schwitzbad bei ernsthaften Erkrankungen nicht die alleinige Therapie darstellen, sondern diese allenfalls unterstützen.
In einem solchen Fall sollten Sie daher stets mit einem Arzt Ihres Vertrauens darüber sprechen ob Saunabesuche sich bei Ihrem individuellen Beschwerdebild postiv auswirken können. Vielleicht gelingt es aber, durch den regelmäßigen Gang in den Schwitzkasten natürliche Wirkungsweisen zu nutzen, Medikamente einzusparen und so unerwünschte Nebenwirkungen zu reduzieren. Den Wohlfühlfaktor gibt es gratis dazu! Die stressabbauende, entspannende Wirkung der Sauna wird sich in jedem Fall positiv auf Ihr Wohlbefinden auswirken.

Die Sauna bei bestimmten Erkrankungen

Ungeeignet bei:

- Fieber
- Akuten Entzündungen
- Schwere Herzleiden (Beschwerden in Ruhe, ausgeprägte Rhythmusstörungen)
- Epilepsie (Krampfanfallsleiden)
- Nicht ausgeheilter Tuberkulose

Eingeschränkt geeignet bei:

- Schwer einstellbarem Blutdruck
- Stärkeren Durchblutungsstörungen
- Stark eingeschränkter Nierenfunktion
- Migräne

Empfohlen bei:

- Asthma und chronischer Bronchitis
- Leichteren Formen des Bluthochdrucks
- Zu niedrigem Blutdruck
- Rheuma ohne akuten Entzündungsschub
- Arthrosen ohne akute Entzündung
- Hauterkrankungen wie Akne, Neurodermitis oder Psoriasis
- Schmerzen durch Verspannungen
- Psychischer Unausgeglichenheit und Stimmungsschwankungen
- Schlafstörungen

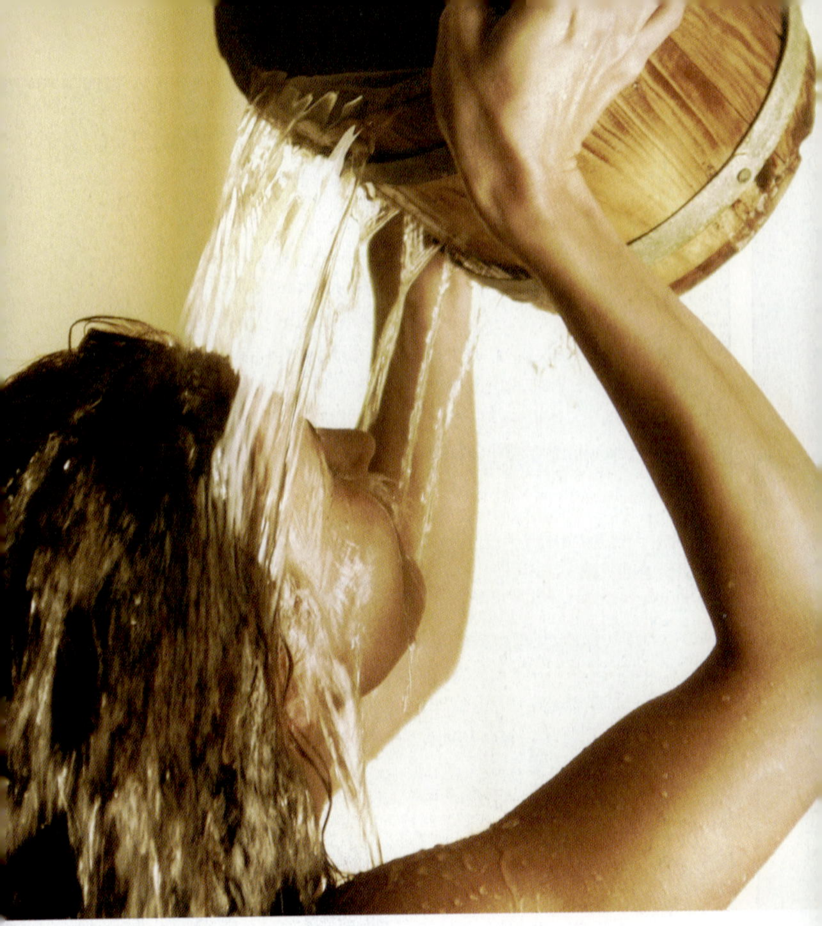

Saunabaden – genießen mit Haut und Haar

Saunabaden – genießen mit Haut und Haar

Beautyfarm im Schwitzkasten

Die Finnen müssen es wissen: „Eine Frau ist am schönsten, wenn sie aus der Sauna kommt", so lautet bei ihnen ein Sprichwort. Sie haben Recht, denn die Sauna ist der reinste Jungbrunnen und ersetzt mit Leichtigkeit jede Beautyfarm. Selten erfährt die Haut solch eine Tiefenreinigung und Revitalisierung wie in der Schwitzkabine. Glückshormone werden ausgeschüttet, Schlackenstoffe werden herausgeschwitzt und die Haut wird gut durchblutet. Sie schimmert wieder schön rosig, Sorgenfalten glätten sich und die Gesichtszüge entspannen sich in wohliger Zufriedenheit. Selten kann man besser sehen, dass wahre Schönheit von innen kommt.

Jungbrunnen für die Haut

Durch das Saunabad werden Durchblutung und Stoffwechsel der Haut angeregt und deutlich gesteigert. So wird sie besser mit Nährstoffen versorgt, Schlacken- und Abfallstoffe werden effektiver abtransportiert. Die Kollagenfasern danken dies mit bleibender Elastizität, wodurch die Haut insgesamt straffer wird. Das Schwitzbad fördert aber auch die Neubildung von Zellen, stärkt das Immunsystem und verlangsamt somit die Hautalterung, sie bleibt also länger jung – das reinste Anti-Aging-Programm! Bedenkt man, was die teuren Kosmetikprodukte kosten, ist die Sauna sicherlich die preisgünstigere Alternative.

Die Haut – das größte Organ des Menschen

Den wenigsten Menschen ist bewusst, dass neben Herz, Lunge, Leber oder Nieren auch die Haut ein Organ ist. Und mit einer Oberfläche von eineinhalb bis zwei Quadratmetern sogar das größte des Körpers und nicht minder wichtig. Ihre Aufgaben sind vielfältig. So bietet sie dem Körper vor allem durch die Hornschicht einen mechanischen

Schutz, bewahrt ihn durch ihre Isolierfunktion vor Wärmeverlusten, verhindert seine Austrocknung, schützt vor Strahlen und Infektionen und dient durch das Unterhautfettgewebe auch als Energiespeicher. Außerdem ist die Haut ein großes Sinnesorgan, denn mit ihrer Hilfe nimmt man Berührungen, Druck, Schmerz oder Kälte und Wärme wahr. Ohne Haut können Menschen nicht leben. Grund genug also, ein so wertvolles Organ entsprechend zu pflegen.

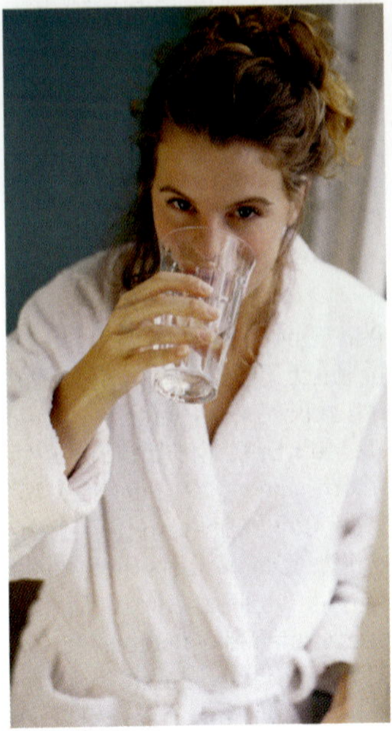

Die Haut besteht aus drei Schichten: Oberhaut, Lederhaut und Unterhaut. Die Oberhaut wird im Wesentlichen von einer Hornschicht gebildet sowie von Zellen, die für die Hauterneuerung zuständig sind. Darunter befindet sich die Lederhaut, die reich an Nerven und Blutgefäßen ist. Auch kommen hier viele Sinneszellen vor. Die Unterhaut besteht zu einem Großteil aus Fettgewebe und hat die Aufgabe, vor Wärmeverlusten zu schützen und Energiereserven zu speichern.

Drei Hauttypen

Verschiedene Drüsen unterstützen die Haut bei ihren Aufgaben. Schweißdrüsen helfen, bei starker Wärme den Körper zu kühlen, indem sie Schweiß absondern; diesen Effekt macht man sich in der Sauna zunutze. Außerdem bildet der Schweiß einen Säureschutzmantel, mit dem er die Haut vor krank machenden Bakterien schützt. Duftdrüsen verleihen jedem Körper den ihm eigenen Geruch, Talgdrüsen halten Haut und Haare schön geschmeidig.

Je nach Aktivität der Drüsen lassen sich drei verschiedene Hauttypen unterscheiden.

Fettige Haut

Das Kennzeichen fettiger Haut ist, dass sie viel Talg und Schweiß produziert und stets gut durchfeuchtet ist. Da der Talg zusammen mit Schweiß und abgestorbenen Hautzellen einen guten Nährboden für Bakterien abgibt, neigt dieser Hauttyp leicht zu Unreinheiten.

Die Sauna ist hier die reinste Wohltat, denn durch die große Hitze verflüssigt sich der Talg, der Schweiß fließt in Strömen und Bakterien, abgestorbene Zellen und Schmutzteilchen werden fortgeschwemmt. So wird die Haut von innen heraus porentief gereinigt, ein nicht zu unterschätzender Vorteil auch für Menschen, die mit Akne zu kämpfen haben.

Trockene Haut

Die trockene Haut ist das genaue Gegenteil vom zuvor beschriebenen Typus, denn bei ihr läuft die Bildung von Talg und Schweiß auf einem relativ niedrigen Niveau ab.

Der Feuchtigkeitsgehalt ist gering, weswegen Menschen mit solch einer Haut oft von Juckreiz geplagt sind.

Doch auch dieser Hauttyp wird positiv durch das Saunen beeinflusst. Der Grund dafür liegt darin, dass obwohl durch die Schweißabsonderung zunächst Flüssigkeit verloren geht, die Haut durch die gesteigerte Durchblutung von innen her durchfeuchtet wird. Die Folge: Eventuell vorhandener Juckreiz geht zurück. Menschen mit trockener Haut sind gut beraten, sich nach dem Saunabad großzügig mit pflegenden Hautlotionen oder -ölen einzucremen, um die Durchfeuchtung zu unterstützen.

Mischhaut

Die meisten Menschen können von sich behaupten, mit einer Mischhaut, bei der sowohl fettige als auch trockene Partien nebeneinander vorkommen, ausgestattet zu sein. Auch sie profitieren natürlich von den Effekten der Sauna. Besonders im Gesichtsbereich und am Dekolletee haben viele Menschen empfindliche Hautpartien. Hier empfiehlt es sich, vor dem Gang in die Schwitzkabine die sensiblen Stellen mit ein wenig Wasser zu benetzen, um so den starken Hitzereiz zu Anfang der Aufheizphase zu mildern.

Auf einen Blick: Die verschiedenen Hauttypen

Fettige Haut:
- Hohe Talg- und Schweißproduktion, gute Durchfeuchtung.
- Neigt zu Unreinheiten.

Trockene Haut:
- Geringe Durchfeuchtung bei niedriger Talg- und Schweißbildung. Gelegentlich Juckreiz.

Mischhaut:
- Hauttyp der meisten Menschen mit fettigen und trockenen Partien nebeneinander.

Empfindliche Haut

Als eine vierte Form lässt sich noch die besonders empfindliche Haut abgrenzen, die ähnlich ist wie die sensiblen Partien mancher Menschen am Dekolletee und im Gesicht, hier aber den ganzen Körper einnimmt. Diese Haut reagiert auf verschiedene Umwelteinflüsse wie Sonnenstrahlung oder mechanische und chemische Reize sehr empfindlich, genauso aber auch auf psychischen Stress. Menschen mit einer solchen Haut haben häufig das Gefühl, dass ihre Haut spannt, juckt oder brennt, was sich nach außen hin gelegentlich als Ekzem zeigt. Auch ist dieser Hauttyp oft gerötet und schuppt. Hier ist eine besonders sorgfältige Pflege nötig.

Die tägliche Hautpflege

Unsere Haut will richtig gepflegt werden. Dazu gehört zunächst einmal die tägliche Reinigung mit Wasser und einer milden Waschlotion, bei besonders empfindlicher Haut ist unter Umständen auch Wasser alleine ausreichend. Zumindest zweimal täglich sollte dies geschehen. So werden Schmutz, Schweiß, Staub und Talg entfernt und können Bakterien keinen Nährboden mehr bieten.

Anschließend sollte man die Haut mit feuchtigkeitsspendenden, pflegenden Cremes und Lotionen oder wertvollen Körperölen pflegen. Auch ein Saunagang lässt sich natürlich prima mit einer ausgiebigen Hautpflege verbinden. Arrangieren Sie für Ihren Körper ein richtiges Verwöhnprogramm, bei dem auch die Haarpflege nicht zu kurz kommen sollte.

Verwöhnprogramm für Haut und Haar

Vor der Sauna:
- Körper- und Gesichtspeeling
- Gründliche Körperreinigung

In der Sauna:
Saunagang 1 und 2
- Haarkur und -packung
- Saunagang 3

Nach der Sauna:
- Extrapflege für Gesicht und Körper
- mit Packungen und Masken
- Ölmassage für den Körper

Peeling

Das Peeling erfolgt vor dem Saunagang und dient der intensiven Hautreinigung. Der Effekt beim Peeling beruht darauf, dass in der aufgetragenen Substanz kleine Körnchen sind, die abgestorbene Hautzellen abrubbeln und so gleichzeitig die Durchblutung erhöhen. Um einen bestmöglichen Nutzen zu haben, sollte ein Peeling ein bis zweimal pro Woche erfolgen. Das Hautbild verfeinert sich so mit der Zeit. Ein Peeling vor der Sauna hat den Vorteil, dass sich die Hautporen weit öffnen, sodass Gift- und Schlackenstoffe besser ausgeschwitzt werden können. Vor dem Saunagang ist jedoch eine gründliche Körperreinigung erforderlich, um die aufgetragene Substanz und die entfernten Hautunreinheiten wieder vollständig abzuwaschen.

In Drogerien kann man verschiedene Peelingmasken und -cremes kaufen, beispielsweise mit Seesand und Mandelkleie. Manchen Präparaten sind auch Enzyme, etwa aus Annanas oder Papaya, zugesetzt. Es gibt verschiedene Zubereitungen für unterschiedliche Körperpartien, so zum Beispiel besonders milde und schonende für Gesicht, Hals und Dekolletee. Für diese empfindlichen Hautstellen ist eine Mischung aus Jojoba-Granulat, Joghurt und Avocadoöl besonders geeignet. Ein Körperpeeling könnte etwa aus Seesand, Kokosöl und Aloe-Vera-Gel bestehen. Manchen Peelingzubereitungen ist auch fein vermahlener Bimsstein als Schleifmittel zugesetzt. Peelings lassen sich aber auch prima und ganz leicht selbst herstellen. Je nach gewünschter Körperpartie verwendet man ganz unterschiedliche Zutaten.

Peelings selbst gemacht

Meersalz-Peeling für den Körper:
Meersalz und Olivenöl zu gleichen Teilen (jeweils etwa 3 Esslöffel) zu einer Paste vermischen. Damit sanft den Körper einreiben und 3–4 Minuten einwirken lassen. Anschließend mit Wasser gründlich abwaschen.
Meersalz wird durch Eindampfen von Meerwasser gewonnen. Sein Natrium ist wichtig für die Hautzellen, um ausreichend Feuchtigkeit binden zu können. Die Haut leibt so schön straff!

Seesand-Peeling für den Körper:
Etwa 2–3 Esslöffel Seesand bzw. Kieselerde mit etwas Wasser zu einem streichfähigen Brei verrühren und auf den Körper auftragen. Wiederum 3-4 Minuten einwirken lassen und dann gründlich abspülen.
Siliziumdioxid ist der Hauptbestandteil des Seesandes. Fein vermahlen dient er im Peeling vor allem als Schleifmittel, als staubförmiges Pulver entfaltet er auch entzündungshemmende Wirkung. Innerlich eingenommen unterstützt er das Wachstum von Haut und Nägeln.

Salz-Peeling für den Körper:
2 Esslöffel Salz mit wenig Milch zu einer Paste vermischen und auftragen. Anschließend mit einem Luffa-Handschuh abrubbeln und gut abwaschen.

Mandel-Peeling fürs Gesicht:
Gemahlene Mandeln und Naturjoghurt zu gleichen Teilen (jeweils etwa 3 Esslöffel) vermischen, etwas Honig dazugeben (auf diese Menge ungefähr einen Teelöffel) und auf das Gesicht auftragen. Einwirken lassen und anschließend gut abspülen.

Haarpflege

Auch Ihren Haaren können Sie bei Ihrem persönlichen Sauna-Beautytag viel Gutes tun! Haare erfüllen zwar keine lebenswichtigen Aufgaben wie die Haut, denn sonst würde es wohl keine Menschen mit Glatze geben, haben aber dennoch die eine oder andere Aufgabe. So dienten sie beispielsweise ursprünglich der Wärmeisolierung, was heutzutage sicherlich keine allzu große Bedeutung mehr hat. Denkt man aber an die Vorfahren des Menschen zurück, die noch sehr stark behaart waren, dann leuchtet diese Funktion ein. Sie haben aber genauso eine Signalwirkung, denn Männer und Frauen sind unterschiedlich behaart. Darüber hinaus vermitteln sie Berührungsempfindungen. Nicht zuletzt prägen Haare aber auch unser Erscheinungsbild und beeinflussen so das persönliche Wohlbefinden. Schön und gepflegt, verleihen sie Attraktivität. Welche Bedeutung den Haaren zugemessen wird, zeigt nicht zuletzt die sich immer wieder wandelnde Frisurenmode.

Haare leben zwischen einem und drei Jahren und wachsen pro Monat um etwa einen Zentimeter. Unserem Schönheitsideal entsprechen gepflegte, gesunde und glänzende Haare. Schöne Haare kommen sowohl von Innen durch gesunde und vernünftige Ernährung, als auch von außen durch die richtige Pflege. Spezielle Shampoos reinigen mild und schonend, Spülungen glätten die Haare und machen sie so leichter kämmbar. Kuren mit Pflegestoffen und Feuchtigkeitsspendern sorgen für gesundes, volles und glänzendes Haar.

Auch für die Haarpflege ist die Sauna ein gut geeigneter Ort. Durch die Wärme in der Schwitzkabine wird die Durchblutung der Kopfhaut gesteigert, und Haarpackungen können so besser und intensiver wirken. Am besten macht man das während des letzten Saunaganges und massiert die Packung zuvor gut ein. Nach dem Schwitzen wird die Packung dann gut ausgewaschen. Anschließend können Sie Ihren Haaren mit einer Pflegespülung noch zusätzlich etwas Gutes tun! Auch Haarpackungen, Kuren und Pflegespülungen kann man in Drogerien und Kosmetikabteilun-

Haarpackungen und -kuren selbst gemacht

Olivenölpackung:
3 Esslöffel Olivenöl mit dem Saft einer halben Zitrone verrühren und sanft in Haare und Kopfhaut einmassieren. Ein Handtuch als Turban um den Kopf wickeln und die Packung einwirken lassen. Anschließend gründlich ausspülen und die Haare mit Shampoo waschen.

Eierkur:
Die übliche Menge Shampoo mit einem Eigelb und einem Gläschen klaren Schnaps verrühren und im feuchten Haar verteilen. Gut ausspülen und anschließend die Haare nochmals mit reinem Shampoo waschen.

Apfelessig-Spülung:
Auf einen ¾ l Wasser 2 Esslöffel Apfelessig geben. Diese Mischung im Haar verteilen und nicht ausspülen. Mit einem Handtuch frottieren und anschließend die Haare fönen.

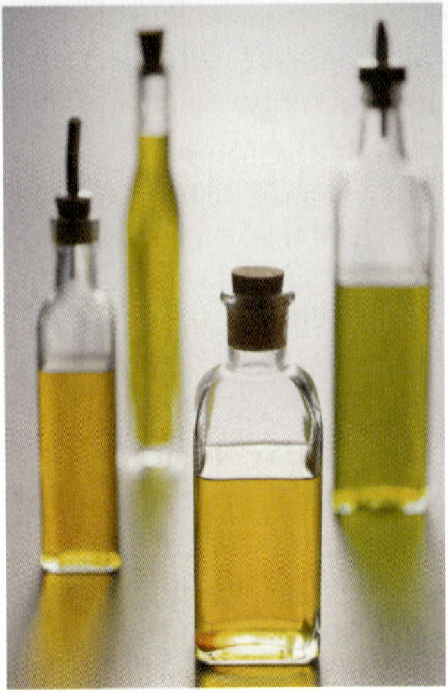

gen kaufen, aber natürlich genauso gut selbst herstellen.
Spülungen mit Apfelessig enthalten Fruchtsäuren, die nicht nur den Haaren, sondern auch der Haut gut tun. Die Haut wird sichtbar glatter, Fältchen verschwinden, sie altert langsamer und auch der so gefürchteten Cellulite wird dadurch wirksam vorgebeugt.
Auch bei Hautunreinheiten kann Apfelessig wahre Wunder wirken. Man kann ihn übrigens auch prima den Peeling Präparaten beisetzen.

Tipps für gesundes Haar

- Ausgewogene, vernünftige Ernährung
- Haare regelmäßig mit mildem Shampoo waschen
- Pflegende Haarspülungen verwenden
- Ab und zu eine Haarkur
- Haare vor zu viel UV-Strahlung schützen
- Nach dem Baden im Meer oder im Schwimmbad Salz- bzw. Chlorrückstände gründlich auswaschen
- Nasses Haar nicht rubbeln, sondern nur drücken
- Haare bevorzugt an der Luft trocknen lassen
- Regelmäßig die Spitzen schneiden lassen
- Bürsten und Kämme regelmäßig reinigen

Diese Stoffe pflegen und schützen Ihre Haut

Algenextrakte	*stimulieren die Zellaktivität*
Aloe vera	*schützt vor schädigenden Umwelteinflüssen, belebt die Haut und versorgt sie mit Feuchtigkeit, reduziert die Faltenbildung*
Avocadoöl	*gut bei trockener und schuppiger Haut, lindert Spannungsgefühl und Juckreiz, hält feucht und geschmeidig*
Färberdistelöl	*stabilisiert die Hautoberfläche, für Mischhaut bis leicht fettende Haut*
Jojobaöl	*vermindert Flüssigkeitsverluste, hält die Hautoberfläche geschmeidig, besonders für trockene und empfindliche Haut*
Kakaobutter	*wirkt pflegend und glättend*

Kokosöl	*stabilisiert die Hautoberfläche*
Vitamine (A, C, D, E)	*verhindern die vorzeitige Hautalterung*
Weizenkeimöl	*fördert die Hauterneuerung*

Auch nach der Sauna ist Pflege angesagt. Die Haut ist gereinigt und gut durchblutet. Auch die Hornschicht ist jetzt gut aufgeweicht, und die Haut somit besonders aufnahmefähig für pflegende Substanzen und Nährstoffe. So lassen sich Elastizität und Feuchtigkeit gut steigern. Eine Vielzahl verschiedener Stoffe schützen und pflegen die Haut.

Besonders wohltuend sind Gesichtsmasken. Sie verbessern die Spannkraft, machen die Haut zart und stimulieren die Zellaktivität. So erhalten Sie sich ein jugendliches Aussehen und fühlen sich wie neu geboren; Ihr strahlender, frischer Teint wird es beweisen. Je nach Hauttyp erzielt man mit unterschiedlichen Packungen die besten Ergebnisse.

Gesichtsmasken für verschiedene Hauttypen

Mischhaut	*Quark-Honig-Maske* *3 Esslöffel Quark mit 1 Esslöffel Honig und etwas Olivenöl vermischen und auf die Haut auftragen. 20 Minuten einwirken lassen, danach mit lauwarmem Wasser abspülen. Gesicht anschließend gut abtrocknen.*
Trockene Haut	*Öl-Hefe-Maske* *2 Würfel Hefe mit etwas Wasser und Sahne vermischen, auf Gesicht und Hals auftragen. 20 Minuten einwirken lassen. Sorgfältig abwaschen und gut abtrocknen.*

Zum Schluss des Schönheitsprogrammes gibt es für Ihre Haut noch ein Extrabonbon: eine Körperölmischung. Auch das können Sie ganz leicht selbst herstellen. Dafür mischen Sie 50 Milliliter Trägeröl (etwa Mandelöl, Olivenöl oder Sesamöl) mit bis zu 20 Tropfen ätherischem Öl. Davon gibt es eine Unzahl verschiedener, beispielsweise Vanille, Safran, Nelke, Minze, Geranie oder Zitrone.

Verwenden Sie solche ätherischen Öle niemals pur, sondern nur mit einem Trägeröl verdünnt. Sie sind viel zu stark konzentriert und würden daher schlimmstenfalls zu stärkeren Hautreizungen führen. Solch eine Mischung können Sie in einer dunklen Glasflasche für einige Zeit an einem kühlen Ort aufbewahren. Massieren Sie das Körperöl in die noch feuchte Haut ein, bis es vollständig eingezogen ist!

Cellulite ade!

Die Sauna ist der reinste Celluliteschreck! Viele Frauen fürchten die so genannte Orangenhaut, die nur das weibliche Geschlecht befällt und bei Männern gar nicht vorkommt. Das liegt vor allem am Unterhautfettgewebe, das sich besonders in der Schwangerschaft ordentlich ausdehnen kann, und an den Östrogenen, den weiblichen Geschlechtshormonen. Falsche Ernährung, Bewegungsmangel und Durchblutungsstörungen tun ihr Übriges dazu, und schon sind sie da, die unschönen Dellen. Denn das Kollagen und die elastischen Fasern der Haut gehen an umschriebenen Stellen zugrunde, sodass die Oberfläche netzartig eingezogen erscheint. Vor allem für junge Frauen ist das schlimm, Oberschenkel und Po sind die Problemzonen. Behandeln lässt sich die Orangenhaut bisher auch mit den Methoden der modernen Medizin leider noch nicht, doch Vorbeugung ist möglich und hier kann sich die Sauna als sehr hilfreich erweisen. Denn der Gang in den Schwitzkasten erhöht die Durchblutung und entschlackt die Haut, die Struktur des Gewebes verbessert sich sichtbar. Massagen und Wechselduschen unterstützen zusätzlich, ausreichend Bewegung und körperliches Training vervollkommnen die Vorbeugung.

Richtig essen und trinken – nicht nur an Saunatagen

Wahre Schönheit kommt von innen, sagt man. Die Einstellung eines Menschen zum Leben, zur Umwelt und seinen Mitmenschen, seine Zufriedenheit oder Unzufriedenheit, Ausgeglichenheit oder Gereiztheit spiegeln sich auch in seinem Äußeren wider. Kein Wunder also, wenn man einem richtigen „Miesepeter" seine schlechte Laune schon auf drei Meilen gegen den Wind ansieht. Die Entspannung und Erholung, die wir an einem Saunatag genießen, die neuen Energien, die wir tanken, schlagen sich natürlich auch in einem zufriedenen und ausgeglichenen Erscheinungsbild nieder.

Nicht nur die innere Einstellung ist wichtig für das Aussehen, sondern auch das, was man isst. Eine gute Gelegenheit also, die positiven Saunaeffekte durch eine vernünftige und ausgewogene Ernährung zu unterstützen. Ab und an darf es ruhig auch mal ein Entschlackungstag sein, um Gift- und Abfallstoffe aus dem Körper zu entfernen. Ein gutes Gefühl, Zufriedenheit, Ausgeglichenheit und ein strahlendes Aussehen werden Sie dafür belohnen, abgesehen von der Figur, die wie von selbst Idealmaße annimmt.

So essen Sie richtig

Besser öfter und weniger!

Ständiger Heißhunger ist der größte Feind der Figur. Essen Sie lieber mehrere kleinere Mahlzeiten über den Tag verteilt, anstatt sich dreimal täglich richtig satt zu essen und dazwischen hungrig zu sein. Der Magen hat dann ständig etwas zu tun, und das

Hungergefühl wird nicht so stark. Isst man stattdessen wenige große Portionen, neigt man leicht dazu, mehr zu sich zu nehmen, als eigentlich gut wäre.

Leicht macht leistungsfähig!

Bevorzugen Sie leichte Speisen! Vor allem, wenn Sie in die Sauna gehen wollen, ist ein voller Bauch nicht gerade vorteilhaft. Auch sonst werden Sie sich nach leichter Kost leistungsfähiger fühlen. Sicher ist Fett ein Geschmacksträger, und ganz ohne ginge es auch nicht, denn das wäre ebenfalls ungesund. Aber ein Großteil der Menschen in der westlichen Welt isst einfach zu schwer und zu fett. Viele der so genannten Zivilisationskrankheiten beruhen zu einem gewaltigen Anteil auf falscher Ernährung. Schwere und fettreiche Speisen haben zudem den Nachteil, dass sie zwar viele Kalorien haben, aber nicht satt machen, sodass man mehr davon isst, als man sollte. Denn satt wird man hauptsächlich durch Kohlenhydrate.

Viel Obst und Gemüse!

Vorsichtig sollten Sie auch bei allem sein, was in heißem Fett gebacken ist. Zusätzlich zum hohen Kaloriengehalt verursachen solche Speisen leicht Sodbrennen, ebenso wie alles, was scharf gewürzt ist. Das würde sich besonders in der Sauna sehr unangenehm auswirken. Bevorzugen Sie vollwertige Nahrung aus naturbelassenen Lebensmitteln. Ein Großteil davon sollte aus Getreideprodukten bestehen. Darüber hinaus sollten Sie aber auch viel frisches Obst und Gemüse sowie Salate essen, bevorzugt ungekocht. So können Sie auch sicher sein, dass Sie ausreichend mit Mineralstoffen und Spurenelementen versorgt sind.

Kohlenhydrate sollten den Hauptanteil Ihrer Nahrung bilden. Sie kommen reichlich in Brot, Kartoffeln, Nudeln, Reis und anderen Getreidesorten vor. Auch Zucker besteht fast ausschließlich aus Kohlehydraten, doch damit sollten Sie vorsichtig umgehen, da er sehr leicht verdaut wird, aber außer seiner Süßkraft keinen wertvollen Beitrag zur Ernährung leistet. Zucker sollten Sie deshalb eher wie ein Gewürz gebrauchen und nur in kleinen Mengen genießen.

Vorsicht, Fett!

Ein anderer wichtiger Ernährungsbestandteil sind die Eiweiße oder Proteine. In Milch und Milchprodukten, Fisch, magerem Fleisch und Eiern sind Sie reichlich enthalten. Vorsicht ist bei den Fetten geboten, dem dritten großen Bestandteil der Nahrung. Auch sie sind für eine gesunde Ernährung unerlässlich, doch neigen wir dazu, zu viel von ihnen zu verzehren. Besonders problematisch ist es mit den versteckten Fetten. Das sind Fette, die zwar in der Nahrung enthalten sind, die man aber nicht sieht, und an die die wenigsten Menschen beim Essen denken. Sehr viele versteckte Fette kommen beispielsweise in Streichwurst vor, aber auch viele andere Wurstsorten und Fleisch haben reichlich von ihnen. Auch bei Buttercremetorten und Schokolade sollte man deswegen lieber zurückhaltend sein.

Ballaststoffe für die Verdauung

Wichtig für eine funktionierende Verdauung, die auch die Psyche und das gesamte Wohlbefinden zu einem nicht unwesentlichen Teil beeinflusst, sind Ballaststoffe. Sie kommen ausschließlich in pflanzlicher Nahrung vor und sind besonders reichlich in Vollkornmehl, Haferflocken, Trockenfrüchten und Hülsenfrüchten, zu einem etwas geringeren Anteil aber auch in allen Obst- und Gemüsesorten enthalten.

Ausreichend trinken!

Achten Sie auch darauf, stets genug zu trinken! Das ist vor allem nach der Sauna extrem wichtig, denn durch das starke Schwitzen haben Sie viel Flüssigkeit, aber auch entsprechend viele Mineralstoffe verloren. Die gilt es nach dem Saunabad wieder aufzufüllen, am besten mit Mineralwasser, Fruchtsaftschorlen, verdünnten Gemüsesäften oder Kräutertees. Wichtig ist eine ausreichende Flüssigkeitszufuhr aber auch an allen anderen Tagen, denn der Körper braucht stets genügend Wasser, und Ihre Nieren werden es Ihnen danken. Auch die Haut belohnt Sie mit einem frischeren Aussehen. Trinken Sie mindestens zwei Liter pro Tag! Nicht geeignet, um seinen täglichen Flüssigkeitsbedarf zu decken, ist Alkohol.

Mineralstoffe und Spurenelemente für Ihre Gesundheit

Mineralstoff	Funktion	Vorkommen
Calcium	*Knochen- und Zahnaufbau*	*Milch und Milchprodukte*
Muskelfunktion	*Gemüse, Vollkorngetreide*	*Blutgerinnung Hülsenfrüchte*
Phosphor	*Knochen- und Zahnaufbau*	*Milch und Milchprodukte Getreide, Fleisch*
Magnesium	*Bestandteil von Knochen und Zähnen Muskel- und Herzfunktion*	*Gemüse, Fleisch, Milch Beerenobst, Bananen*
Eisen	*Blutbildung*	*Fleisch- und Wurstwaren Brot, Gemüse, Hülsenfrüchte*
Kalium	*Herz- und Muskelfunktion Darmtätigkeit*	*Bananen, Aprikosen Trockenobst, Kartoffeln*
Iod	*Schilddrüsenfunktion*	*Seefisch*

Die Vielfalt macht's!

Sie sollten bei Ihrer Ernährung auch auf eine möglichst große Vielfalt der Lebensmittel achten. Würzen Sie gut, vermeiden Sie aber zu viel Salz. Zucker und Fette bitte ebenfalls sparsam einsetzen.

Umso reichlicher dürfen Sie dagegen bei frischem Obst und Gemüse zugreifen, beides am besten möglichst naturbelassen und vitaminschonend zubereitet. Auch Kartoffeln sind gut. Versuchen Sie ihren Proteinbedarf mit möglichst wenigen tierischen Proteinen zu decken. Auch pflanzliche Lebensmittel wie Brot, Getreideprodukte, Reis oder Teigwaren enthalten viel Eiweiß.

Wichtige Vitamine

Vitamin	Wichtig für	Vorkommen
A	Augen	Leber, Karotten, Spinat, Grünkohl, Tomaten
D	Knochen	Heringe, Makrelen, Leber, Eigelb
E	Haut, Atioxidans	Sonnenblumenöl, Maiskeimöl, Sojaöl
K	Blutgerinnung	Grünes Gemüse, Vollkornprodukte, Fleisch, Milch und Milchprodukte
C	Immunsystem, Haut, Bindegewebe	Obst, Gemüse, Kartoffeln
B-Vitamine	Nerven Haut, Blut	Fleisch, Milch und Milchprodukte, Eier Getreide, Hülsenfrüchte, Kartoffeln Gemüse, Bananen, Sojabohnen

Bringen Sie Ihren Körper in Form – Entschlacken mit der Sauna

In der westlichen Wohlstandsgesellschaft gerät die körperliche Fitness oft ins Hintertreffen. Hektische Tagesabläufe lassen kaum Zeit für ausreichende Bewegung, Zeitersparnis und Bequemlichkeit stehen leider oft im Vordergrund. Die meisten Menschen essen zu schnell und zu hastig, außerdem zu viel und zu fett.

Fertignahrung, die man einfach in der Mikrowelle heiß macht, prägt den Speiseplan vieler Menschen. Da fehlen natürlich viele Nährstoffe, Vitamine und Spurenelemente. Außerdem werden zu wenig Balaststoffe aufgenommen. Zusätzlich wird der Körper mit einer ganzen Reihe an Zusatzstoffen wie Färbemitteln, Geschmacksverstärkern oder Konservierungsmitteln belastet.

Die Folgen davon sind unübersehbar: Übergewicht, fehlende Fitness und nicht zuletzt die so genannten Zivilisationskrankheiten wie Diabetes oder Bluthochdruck.

Schaden für den Körper

Schlackenstoffe sammeln sich im Körper an und werden nicht ausreichend entfernt. Solche Stoffe können vom Körper selbst gebildet werden und entstehen bei ganz normalen Stoffwechselvorgängen. Cholesterin und andere Blutfette, Harnsäure oder weitere saure Stoffwechselprodukte sind nur einige von ihnen und können, wenn sie sich zu stark ansammeln, beispielsweise Herz-Kreislauf-Erkrankungen, Gicht, Übergewicht, Migräne, Verstopfung oder gar Krebs verursachen oder aber zumindest begünstigen. Bleierne Müdigkeit und Lustlosigkeit machen sich zudem breit und einem das Leben schwer. Aus der Umwelt kommen Schwermetalle, chemische Giftstoffe, freie Radikale oder Medikamente hinzu und bewirken ein Übriges.

Weg mit den Schlacken!

Warum also nicht einmal dem eigenen Körper mit einem Entschlackungstag (es können durchaus auch mehrere sein) etwas ganz besonders Gutes tun und ihn wieder ordentlich auf Touren bringen? Die Kombination von Saunabad und ei-

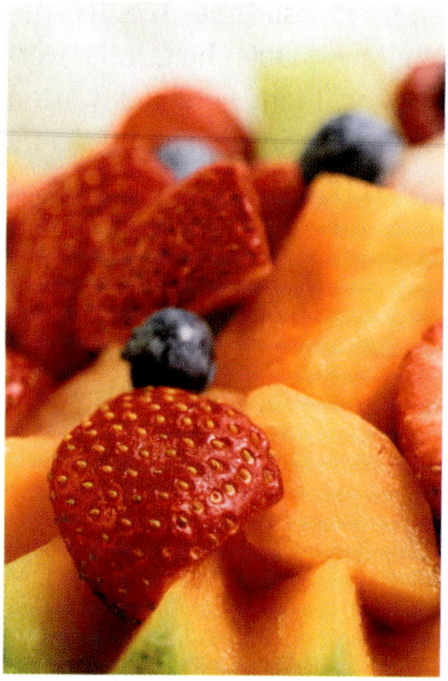

ner speziellen Ernährung ist hierfür besonders geeignet und bringt den Stoffwechsel so richtig in Schwung. Unerwünschte und schädliche Stoffe werden dadurch wunderbar ausgeschwemmt und der Körper so regelrecht entgiftet. Planen Sie regelmäßige Entschlackungstage ein, etwa nach Feiertagen oder generell ein- oder zweimal pro Monat. Es gibt dafür die unterschiedlichsten Möglichkeiten, beispielsweise Obst-, Molke-, Kartoffel- oder Reistage, an denen Ihre Nahrung hauptsächlich aus diesen Lebensmitteln besteht. Reichlich Flüssigkeit in Form von Mineralwasser oder ungesüßtem Tee ist natürlich erlaubt! Die Erfolge werden nicht lange auf sich warten lassen: Ihr Gewicht bleibt stabil, die Haut wird wunderbar zart und rein, die Blutfette normalisieren sich, Verdauungsprobleme verschwinden, der Stoffwechsel wird angekurbelt, Herz und Kreislauf werden entlastet und Sie fühlen sich fit und energiegeladen.

Gesundes Gemüse

Besonders pflanzliche Lebensmittel unterstützen die Entschlackung hervorragend. So genannte sekundäre Pflanzenstoffe, die reichlich in ihnen enthalten sind, haben viele gesundheitsfördernde Effekte. So können diese Wirkstoffe etwa den Cholesterinspiegel senken, Viren und Bakterien bekämpfen oder das Immunsystem stärken. Andere beugen dem Krebs vor oder fangen freie Radikale ab.

Sehr wichtig ist es, an den Entschlackungstagen genug zu trinken, zumal wenn Sie diese mit einem Saunabad verbinden. Die Getränke sollen kalorienarm, aber mineralstoffreich sein, möglichst ungesüßt und frei von Koffein und Alkohol, also am besten Mineralwasser oder verdünnte Obst- und Gemüsesäfte. Hervorragend eignen sich auch ungesüßte Frucht- oder Kräutertees, die zudem noch zusätzliche angenehme Wirkungen auf den Organismus haben.

Der Gang in die Sauna ist die optimale Ergänzung. Sie kommen dabei ordentlich ins Schwitzen, und mit den Schweißströmen werden Schlacken- und Giftstoffe in großen Mengen ausgeschwemmt. Aus eben diesem Grund sollten Sie Ihre Flüssigkeitsreserven erst nach dem letzten Gang ins Schwitzbad auffüllen. Denn durch die Hitze schwitzt der Körper Wasser aus dem eigenen Flüssigkeitsspeicher aus und die Flüssigkeit läuft ständig aus Zellen und Geweberäumen nach. Damit gelangen gleichzeitig auch die unerwünschten Schlacken- und Giftstoffe in die Flüssigkeit und werden auf diese Weise ausgeschwitzt – die Entschlackung nimmt im wahrsten Sinne des Wortes ihren Lauf. Würden Sie stattdessen zwischen den Saunagängen reichlich trinken, so ginge hauptsächlich diese Flüssigkeit mit dem Schweiß verloren, und die Schlacken würden im Körper bleiben. Nach der Sauna dürfen und sollen Sie dann nach Herzenslust trinken; was, das wissen Sie ja mittlerweile.

Bildnachweis

Wir bedanken uns bei allen Firmen, die uns durch die Bereitstellung von Abbildungen freundlicherweise unterstützt haben.

Klafs Saunabau GmbH Co KG
Erich-Klafs-Str. 1-3,
74523 Schwäbisch Hall
www.sauna.de:
5, 14, 23, 31, 33.

Bildagentur Mauritius GmbH:
8, 27, 29, 40, 46, 53, 70, 82, 109.

Getty Images Deutschland GmbH:
63, 87, 89, 111, 117, 126.